ライフスタイル改善の成果を導く
エンパワーメントアプローチ

―メタボリック症候群と糖尿病の事例をもとに―

安達 美佐
山岡 和枝
渡辺 満利子
渡邉 純子
丹後 俊郎
［著］

朝倉書店

執筆者

安達美佐	栄養サポートネットワーク合同会社・代表
山岡和枝	帝京大学大学院公衆衛生学研究科・教授
渡辺満利子	昭和女子大学・名誉教授，熊本県立大学・客員教授
渡邉純子	南九州大学健康栄養学部管理栄養学科・准教授
丹後俊郎	医学統計学研究センター・センター長

序

　メタボリックシンドロームや糖尿病，心疾患，癌，脳卒中などの非感染性疾患 (non-communicable disease；NCDs) の世界的増加は著しく，2015 年 WHO 報告によると全世界で毎年 3,800 万人の死亡がもたらされ，その半数近くが 70 歳以下の壮年期であると報告されている。NCDs による死亡を予防・コントロールのためのグローバルアクションプランでの大きな問題点として，その軽減のための政策や合理的な計画・戦略の欠如が指摘されており，その効果的予防策は全世界的に現代社会の大きな健康問題となっている。NCDs のなかでも糖尿病は増加の一途をたどり，心疾患など他の疾患のリスクを高め，医療費の高騰を助長することから，子どもへの食育も含め，その予防や病態改善は重要な課題である。

　実践的なライフスタイル改善は重要と認識されながらも，なかなか改善が図られていないという問題がある。深刻な高齢化社会に向かいつつあるなかで，壮年期・高齢期での罹患・死亡の増大への対応としての持続可能な効果的改善プログラムの策定と実践は，特に近年 NCDs の増加が著しいアジア諸国では，早急に取り組む必要がある。NCDs のなかでも 2 型糖尿病やメタボリックシンドローム (MetS) は修正可能 (modifiable) なリスクであり，その軽減は人々の健康増進に大きくつながる。これら疾患の予防・治療では食生活や運動，喫煙，飲酒，生活リズムなどのライフスタイルの改善をいかに効果的に行うかがキーとなる。そして患者への栄養学的アプローチあるいは広い意味での栄養教育 (nutrition education) を中心とするライフスタイル改善プログラムの提案・実践とその評価を行う実践活動に大きな期待が寄せられている。

　著者らは，このような栄養教育の場において，「科学的根拠に基づいた栄養学 (食事療法含む)」(evidence based nutrition；EBN) という考え方により，ライフスタイル改善プログラムの実践と評価を科学的根拠に基づき検証していくという命題に応えるべく，『ライフスタイル改善の実践と評価——生活習慣病発症・重症化の予防に向けて』(朝倉書店，2015 年 3 月) を刊行した。そこでは，糖尿病や MetS (予備軍を含む) や患者へのライフスタイル改善プログラムの効果的実践を図るための方法や具体的手順について示した。これまで著者らが関わってきた無作為化比較試験による評価研究を基軸に，ライフスタイル改善プログラムの効果の評価のための研究デザインやそれに関連する調査票の作成，プログラムの実践と効果の評価，データの収集からまとめ方，解析までに必要な一連の統計学的手法などについて解説した。

　しかし，紙面の制約上，現場で有用となる具体的な指導法などに関して，詳細に記載するには限界があった。本書では，このような面を補い，より実践に役立つように，具体的な事例を示し，実用的なツールを提供することを心がけた。また，今後の海外からの来日者の増加や日本食ブームなどでますます注目される日本文化としての日本食を理解し，かつ健康増進にも役立つことを海外に向けて情報発信しアピールできるよう，英語翻訳版の FFQW82 も同時に提供することを図った。これは日本から世界に向けた新しい試みである。

　想定した読者層は，糖尿病の発症や重症化の予防，メタボリックシンドロームの改善，子どもか

ら高齢者までを含めた食育などに携わる臨床医や管理栄養士，保健師，看護師，行政の保健医療従事者，栄養教諭，実務家，教育者，大学院学生および公衆栄養学や臨床栄養学を学ぼうとする大学生レベルの方々であるが，事例を中心に，栄養に関心を持つ一般読者にもできるだけわかりやすく記載するように心がけた。これらのツールはライフスタイルと病態(身体状況)との関連を説明するものであり，その他のNCDsなどにも十分応用されうる内容と考える。今後，ライフスタイル改善のための指導の実践に取り組もうとする実務家や研究者・大学院生にとっても実践のための有用な情報を提供できるものと自負している。

第1章ではこれまで著者らが開発したライフスタイル改善プログラムSILEについて掲載した。その基本的考え方やSILEの特徴，血糖コントロールのためのSILEの実施手順，メタボリックシンドローム改善への利用，介入の評価方法についても解説し，成果を導きやすい実施手順を示した。さらにライフスタイル改善におけるエンパワーメントアプローチについてまとめた。

第2章では，青少年向けとして中学生を対象とした食育プログラムPADOKの詳細を掲載した。

第3章では栄養アセスメントのための食事摂取量の評価方法として，著者らが作成した半定量式食物摂取頻度調査票FFQW82を紹介し，具体的な使用方法や評価のための結果の説明の仕方などについてまとめた。さらに英語翻訳版も記載した。

栄養教育の実践と評価への取り組みがNCDsの効果的な予防や治療につながることが重要である。本書が多くの方々に活用されれば幸いである。

 2017年8月

著 者 一 同

目 次

1. **ライフスタイル改善プログラム** 1
   1.1 ライフスタイル改善プログラムの基本的考え方 1
   1.2 ライフスタイル改善プログラム SILE の特徴 6
   1.3 血糖コントロールのための SILE の実施手順 9
      1.3.1 SILE による初回支援 9
      1.3.2 SILE による継続支援 20
      1.3.3 ライフスタイル改善の評価 22
      1.3.4 運動・喫煙・服薬・受診勧奨などの考え方 22
   1.4 メタボリックシンドローム改善への利用 31
      1.4.1 メタボリックシンドロームのための「生活・食事ポイントチェック」の活用 31
      1.4.2 電話とメールを用いた継続支援 43
   1.5 ライフスタイル改善におけるエンパワーメントアプローチ 43

2. **青少年向け食育プログラム PADOK による
   ライフスタイル改善** 61
   2.1 PADOK の概要 61
   2.2 PADOK による食育プログラムの実際 62
   2.3 PADOK による食育の効果 63

3. **栄養アセスメントのための食事摂取量の評価** 96
   3.1 半定量式食物摂取量頻度調査票 FFQW82 96
   3.2 FFQW82 の使い方 97
   3.3 FFQW82 の結果の説明 103
   3.4 翻訳版 FFQW82 108

索　引 117

---── 本書に掲載した教育媒体や帳票類の頒布について ──---

本書に掲載している教育媒体や帳票類は実務にすぐに役立てられるよう，CD-ROM にして 1 セット 2,000 円 (税・送料込み) で頒布します。内容は下記の通りです。ご希望の方は下記の【申込み先】までメールでお申し込みください。

第 1 章　ライフスタイル改善プログラム

　　図 4 (フリップ)：血糖コントロールの目標
　　図 6 (フリップ)：1 食のめやす量
　　図 7 (フリップ)：主菜が多い夕食例
　　図 11 (フリップ)：食事と血糖値の動き
　　図 12 (フリップ)：食事内容による血糖値上昇の違い
　　図 14 (フリップ)：このコースを受けるにあたり今の気持ちに近いものはどれですか？
　　資料 A–1・2：アセスメント・記録票 (1・2 頁) *Excel
　　資料 A–3：これからの目標と計画
　　資料 A–4：糖尿病はこれでコントロールできます
　　資料 A–5：食事聞き取り表
　　資料 A–6：食生活状況把握票 (外来栄養食事指導 初回時報告書) *Excel
　　資料 A–7：目標の達成確認票 (外来栄養食事指導 再来時報告書) *Excel
　　資料 B–1・2：〈特定保健指導〉アセスメント・記録票 (1・2 頁) *Excel
　　資料 B–3：〈特定保健指導〉意識・行動に関するステージチェック
　　資料 B–4：〈特定保健指導〉生活・食事ポイントチェック
　　資料 B–5：〈特定保健指導〉これからの目標と計画
　　付録：外来栄養食事指導指示書 (初回時・再来時)

第 2 章　青少年向け食育プログラム PADOK によるライフスタイル改善

　　スライド "食" パワーアップ講座　第 1 回〜第 5 回　*PowerPoint
　　ニューズレター　第 1 報〜第 4 報
　　資料 C–1：自分の朝食調べ
　　資料 C–2：朝食に主食・主菜・副菜・牛乳をとるためには？
　　資料 C–3：自分の昼食調べ
　　資料 C–4：マイチャレンジ
　　資料 C–5：今の自分の体格は大丈夫？
　　資料 C–6：ドレッシングの栄養表示を調べてみよう
　　資料 C–7：ファイナルチェック
　　資料 C–8：このプログラムを受けた感想を書いてみましょう
　　資料 C–9：中学生の食事・生活習慣と健康質問票

【販売者】
栄養サポートネットワーク合同会社
〒 252–0334　神奈川県相模原市南区若松 2–2–4　　TEL 042-765-6393
【申し込み先】
メールタイトル：「CD-ROM 希望」とし，「氏名」「送り先住所」「連絡先」「希望枚数」を明記して，下記アドレスまでお申し込みください。
　　cdrom@nutrisupport.co.jp

1

ライフスタイル改善プログラム

　第1章では，ライフスタイル改善に関わる者にとってすぐに役立つ情報として，実際に用いるプログラムの詳細やツールの活用方法を提示する．まずはライフスタイル改善プログラムの基本的考え方を，筆者らが開発した6か月間の個別ライフスタイル改善プログラム『SILE (サイル)』(Structured Individual Lifestyle Education) [R1] を中心に解説する．そして SILE の特徴に続いて，適用例の1つめとして SILE を用いた血糖コントロールのためのライフスタイル改善教育の実践手順を取り上げた．ここでは具体的に使用帳票類を提示しながら，その支援方法について丁寧に説明するように心がけ，初回支援での「アセスメント・記録票」，フリップを用いたアセスメント基準，方法，面談手順をステップに沿って概説した．さらに継続支援でのモニタリング基準と評価方法，6か月後の最終評価に至るまでのライフスタイル改善の介入評価，および現場で支援者が実際に聞かれることの多い運動・喫煙・服薬指導・受診勧奨などの考え方について記載した．適用例の2つめとして，非感染性疾患 (NCDs) で問題となるメタボリックシンドローム改善への SILE の活用について概説した．この場合には SILE に加えてアセスメントツール『生活・食事ポイントチェック』の活用や，継続支援での電話やメールを用いた支援の在り方について解説し，ライフスタイル改善プログラムにおけるエンパワーメントアプローチについても概説した．

1.1　ライフスタイル改善プログラムの基本的考え方

　本書におけるライフスタイル改善プログラムは，生活習慣病 (最近では非感染性疾患 non-communicable diseases；NCDs) をはじめとする慢性的な「健康上の問題点」(健康リスク) を解決・軽減し，より健康的な生活・社会活動を促すことを目的とした実践的プロセスである．

　ライフスタイル改善プログラムは，一定の期間を設定し，アセスメント ⇒ 目標設定 ⇒ 実施 ⇒ モニタリング ⇒ 評価，に至る一連のプロセス (図1) で行う．

【アセスメント】

① 情報収集；データは基準との比較を行い，問題視するデータの抽出．
　対象者の健康や改善に対する意向も把握．
② 改善すべき健康上の問題点とライフスタイル上の問題点の関連を検討．
③ 優先して改善すべきライフスタイル上の問題点を選定．

● 身体計測・臨床検査をはじめ，生活習慣病 (NCDs) の発症や重症化の主な要因とされる食事・運動・飲酒・喫煙習慣 (WHO, 2015)，さらに，対象者の健康やライフスタイル改善に対する意

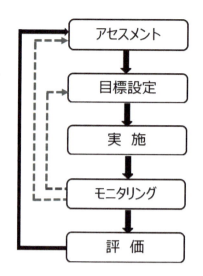

● 図1　ライフスタイル改善プログラムのフローチャート

向も把握する。
- 把握した情報の中から，問題視するデータやライフスタイル上の問題点を抽出する。
- 抽出した問題点は改善すべき健康上の問題点に関連があるか否を見極めたうえで，優先して改善すべきライフスタイル上の問題点を1つか2つ選定する。
- アセスメントが終了する時点で，数ある問題点から健康上の問題点を優先して改善すべき問題点が選定され，さらに，その問題点の原因や要因が特定されていることがアセスメントの過程における最重要ポイントである。

【目標設定】

① 介入方針の確定；6か月後に「実現したい」具体的な改善指標 (目標値) を設定。
② 介入方針に沿った優先して改善すべき行動目標を設定。
③ 最も優先する行動目標について障壁の検討。

- アセスメント時に把握した対象者の健康やライフスタイル改善に対する意向を反映して「介入方針」とし，6か月後に達成したい具体的な改善指標として数値化する。
- 行動目標はモニタリングおよび評価で取り組み状況が把握できるよう，具体的に「量」やその行動目標を実施する「頻度」を入れた一文で設定する。
- 最も優先して取り組む行動目標に対しては実行を阻む状況 (障壁) とその対策をあらかじめ検討しておくことが，より行動目標の実行率を上げ，成果に結びつくことになる。

【実　施】

① 設定した行動目標の実施の促し。
② 自律を促すツールの提供や必要に応じた電話支援。

- 行動目標の実施を促すが，支援者から離れても対象者が自律的に行動目標に取り組み，実行率を高めるための工夫も必要である。
- 対象者の努力だけではなく，自然に行動を促す環境やツールをあらかじめ提供しておくことが，実行率を高める。

【モニタリング】

① 身体状況や検査値，体重等の変化，行動目標の実行程度や問題点の改善状況を把握・記録。
② 対象者と把握結果を共有し，行動目標の実施の促し。

- モニタリングでは，行動目標の取り組み状況を把握する，すなわち，行動変容の評価を行うが，対象者も支援者もその評価方法を共有していることが重要である。
- 対象者が行動目標を実行したことで変化した「量」や実行した「頻度」について数値で認識できることは次の意欲を引き出すことになる。行動目標の取り組み状況により，アセスメントや目標設定(障壁の検討)に戻り，一連の流れを繰り返す。

【評　価】

① 行動目標の達成度と改善指標(目標値)の達成度を評価。
② 対象者に評価結果とライフスタイル上の問題点との関連の説明と，対象者の理解の獲得。
③ 評価結果により必要に応じたサイクルの繰り返し。

- 本プログラムではおおむね6か月が経過した時点で，いくつか設定した行動目標や「実現したい」(6か月後の改善指標)が達成できたのかを評価する。
- 対象者にそれぞれの行動目標の達成度が「介入方針」の達成にどのように関連したのかを説明し，理解を得ることは，その後の自律的な取り組みを強化することになる。
- 「実現したい」ことが達成できた場合は，当面のコントロール目標の上限を数値で示し，身に付いたよい生活習慣が崩れそうになる前にプログラムに戻ることができるよう促す。
- 「実現したい」ことが達成できなかった場合には，プログラムを2クールめとして再び繰り返す。

このように，一定期間の教育を実施した後，ライフスタイル改善のための行動目標や改善指標の達成度を評価して次の改善に向けた教育に順次，つなげていくことがライフスタイル改善プログラムの基本となる。

「できる力」を引き出す

ポイント
- エビデンスに基づく発言が「できる力」を引き出す
- 「すべて理想」をめざすより「よりよいレベルに一歩ずつ」
- 対象者が考える時間を十分に設ける

　生活習慣病の発症や重症化は，その多くが望ましくないライフスタイルが主な要因となる。なかでも食事から摂取するエネルギーは生命維持や身体活動に利用され，栄養素は身体の構成要素となるため，その摂取量は身長，体重，血液検査値と密接な関連がある。そのことを科学的に見極めるためには，まず，EBM (科学的根拠に基づく医学：evidence based medicine)，あるいはEBN (科学的根拠に基づく栄養学：evidence based nutrition)の考え方について理解しておきたい。

　『日本人の食事摂取基準(2015年版)』[R2]では，エネルギーの摂取量および消費量のバランスの評価は「体格(BMI：body mass index)」で行うことが明確になった。個人にとって食事量は日々流動的で誤差があり，総死亡率が最も低くなるBMIの目標範囲内であれば，その対象者の平均的な1日のエネルギー摂取量と消費量の収支バランスはとれている，と説明できるだろうか。また，疾

病の発症・重症化を予防するとされる食事や生活習慣に関する話題に対してエビデンスを見極めることはできるだろうか。さらに，身体活動量や飲酒，喫煙の話題に及ぶ場合には，めざしたい身体活動量や日常的に許容可能なアルコール摂取量，喫煙の有害性を明確に伝えることができなければならない。人は自分のライフスタイルを変えることは容易ではないが，納得できるエビデンスを支援者が示すことができれば，「少し変えてみようかな」という動機づけになる。同時に，対象者がたくさん持っている情報の中から活用できる情報の整理にも役に立つ。

また，ライフスタイルは個人の意向や信念，多様な要素が関わるため，すべて理想をめざすのではなく，対象者にとって改善が期待できる課題を優先し，ひとつ達成した実感が対象者の「できる力」を引き出していくことになる。また，対象者が自分は何をすべきか考えたり，できないかもしれない状況を考える時間を十分にとり，対象者の納得や決定を支援者が待つことも「できる力」を引き出すために重要なことである。

ライフスタイル改善のための基本情報の活用

ポイント
- 『日本人の食事摂取基準 (2015年版)』の活用
- 疾病の予防や重症化予防のための各ガイドラインの活用

ライフスタイル改善において食事の改善は大きなウエイトを占めるため，『日本人の食事摂取基準(2015年版)』は必携である (特に「総論」と「エネルギー」)。健康な個人や集団を対象として国民の健康保持・増進，生活習慣病発症予防のための一般的な食事バランスが推奨される場合は，本基準に則した食事摂取，身体活動，代謝等の基本情報として活用し，ライフスタイル改善に取り組むことが勧められる。あわせて，高血圧，脂質異常症，糖尿病と食事の関連，さらに重症化予防の基本的な考え方と食事の関連にも言及してある。また，有病率増加が危惧される慢性腎臓病 (CKD) と食事の関連が提示されている。

一方，『糖尿病診療ガイドライン2016』[R3] は糖尿病を対象としたライフスタイル改善に当たる際には必読書である。対象は医師となっているが，診療ガイドラインにはシステマティックレビューをはじめとする良質なエビデンスが収録されている。また，自己管理教育やエンパワーメントの有効性も明記されている。そこに掲載されたエビデンスを参考に，どのリスクを，どの程度，回避・軽減可能かということについてエビデンスの質を見極め，対象者の意向や期待などを加味しながら主治医や対象者と共に方針や取り組みを検討する姿勢が重要である。その他，『高血圧治療ガイドライン』，『動脈硬化性疾患予防ガイドライン』，『CKD診療ガイドライン』等，支援者が関わる対象者の病態に応じたエビデンスの追究を行い，根拠のある発言を心がけるべきである。なお，診療ガイドラインに沿った取り組みを行っても，個人にとって再現性のない場合もあり，必ずしも成果を得られるとは限らない。現場での経験や，その蓄積，熟練度を加味し，診療ガイドラインの役割と限界を理解し活用することが望まれる。

継続的な支援ができるしくみ

ポイント
- 1回で関わりが終わらないしくみを作る
- 自己管理ができるようになったら，コントロールの「ボーダーライン」を決めておく

個人の努力だけで生活習慣を変えることは難しいので，1回で終わらせない継続的な教育，見通

しが立つ期間の設定などライフスタイル改善を促すための環境整備が成果を上げるためには重要である。また，一度改善しても状況変化により再び悪化することも多々ありうるので，いつでもプログラムを受けられるしくみが必要である。それらのしくみと，本人が自分で生活改善に効果的な情報を活用して行動変容を起こすことが相まって，よりよい成果をもたらすのである。

対象者にはあらかじめ期限を区切って何回の面談を行うか，スケジュールを伝えると見通しが立ち，同意を得やすい。また，1回だけの面談や計画性のない面談では，決してよい成果は得られず，徒労に終わると言っても過言ではない。主治医や看護師等を含めた組織全体で継続的に支援するプログラムを作成し，さらに一定の基準でいつでもプログラムを受けることができる体制を整備することが成果を導く最も重要なポイントとなる。

プログラムの進行手順について

わが国では栄養管理の手順として介護保険の開始とともに『栄養ケア・マネジメント』(nutrition care and management；NCM) が広く活用されており，近年，国際的に推奨されている『栄養ケアプロセス』(nutrition care process, NCP) の導入も試みられている。

著者らが開発したライフスタイル改善プログラム『SILE』の手順は，基本的にNCMの手順に沿っているが，NCMでは明確になっていなかったNCPでの「栄養診断」を含んだ思考を「アセスメント」の最後の過程に加え，優先して解決すべきライフスタイル上の問題点の特定を明確に実施できるようにした。

「栄養診断」は「栄養アセスメント」から得られた対象者の栄養に関連する問題点 (臨床データや食事摂取量，食事・栄養に関連する事項) とそれぞれ栄養状態を悪化させている原因との関連を把握し，栄養介入によって解決と改善を図ることができる問題が否かを見極め，その優先度を明確にする過程である。NCPではこの過程を独立させているが，NCMの中でも「栄養アセスメント」と「目標設定」の間に必ずなければならない思考過程である。『SILE』ではこの『SILE』の「アセスメント」フローにあえて「栄養」という文字を使用せず，「栄養診断を含んだ思考」としたのは，「アセスメント」で明確にすべきことは，「ライフスタイル上の問題点」とその問題が引き起こしている「健康上の問題点」の関連を見極めることで，対象者の食事や栄養状態だけではなく，その背景にある対象者の生活リズム，人生観，意向や信念等を含めた人間全体を見るという観点から捉えることが必要不可欠 [R5, R6] と考えるからである。

NCMでの「目標設定」やNCPでの「栄養介入」の過程に進む前に，それを優先的に解決することにより「健康上の問題点」を解決・改善すると期待される「ライフスタイル上の問題点」を選定することが，ライフスタイル改善の成果を得るための最重要ポイントなのである。これが選定できるのであれば，どのような手順を用いてもよいが，栄養士・管理栄養士以外のライフスタイル改善の支援者であっても容易に実施でき，成果が見込める人を総体としてとらえるという考え方に裏打ちされた手順の開発が望まれる。

1.2 ライフスタイル改善プログラム SILE の特徴

> **特　徴**
> 1. 対象者の改善に対する意欲や「できる力」を最大限に引き出す
> 2. 生活習慣 (行動) のアセスメントと評価は「量」と「頻度」で行う
> 3. アセスメント項目とその基準を標準化し，問題解決の優先順位を明確化した

　著者らの経験では，診療所の外来栄養食事指導において，従来の方法では継続性が保たれず，目に見える成果を示すことができないこともあった。しかし SILE の導入により，面談の継続率や成果に著しい向上が見られた。SILE はわが国で初めて効果が検証されたライフスタイル改善のための行動科学的アプローチである [R4]。SILE を用いると，初回面談でのアセスメントに始まり，問題点の抽出，改善のための行動目標の設定，モニタリング，行動目標の取り組み状況の評価，さらに一定期間の経過後の最終評価に至るまで，手順や方法を標準化してあるため，支援者の経験の多少に関わらず一定の成果を導くことができる。また，SILE では対象者の行動とアウトカム (体重や血液検査値等の変化) の関連を随時検討しながら，手順に沿って SILE を繰り返し実施することで疾病の発症・重症化予防に必要な行動変容および健康上のリスクの軽減や回避が実現する。ライフスタイル改善プログラムとしての SILE の有効性については，わが国の『糖尿病診療ガイドライン 2016』や米国内科学会雑誌のシステマティックレビューに引用され，一定の評価を受けている。

　SILE の手順は保健・医療・福祉のみならず教育分野等でも汎用性のあるマネジメントフロー (management flow) とし (図 2)，初回は個別面談，その後は 1 か月目の個別面談，2 か月を空けない個別面談や電話・メール等の継続支援と行動変容の評価を数回重ね，一定期間で介入効果の評価を行うスケジュールである。SILE の特徴を以下に挙げる。

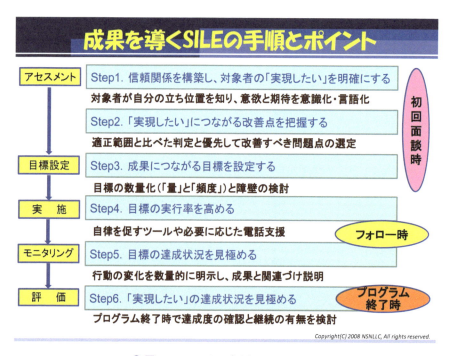

● 図 2　SILE のマネジメントフロー

(1) 対象者の改善に対する意欲や「できる力」を最大限に引き出すことを第一義としている

対象者が健康上の問題点の解決のために「実現したい」とする意向を確実に把握することを Step 1 とした。成果を導くために重要なポイントである。具体的な体重や血液検査等の目標値を意識してもらい（意識化），自ら言葉にしてもらう（言語化）。「実現したい」を宣言することで，プログラムの最後まで一貫して何をすべきかを認識でき，途中，モチベーションが下がった時にも「実現したい」をあきらめてもよいかを問うと，必ず「実現したい」に立ち返る。Step 2 でアセスメント結果から「実現したい」に最も強い関連があり，解決すべき問題点を選定することになる。なお，生活改善に拒否傾向の場合の「実現したい」を促すアプローチについては後述するので，14 ページを参照されたい。

(2) 生活習慣（行動）の評価を「量」と「頻度」で行う

食事や運動，生活リズム等の生活習慣（行動）のアセスメントや行動目標の実行状況の評価は「量」のみならず，週のうちの実施「頻度」も把握する。著者らの研究では生活習慣は「量」が少ない場合でも「頻度」が体重や血液検査値の変動に影響を及ぼすことがわかっており [R1]，週に 1・2 回の行動は 1 か月程度の期間で見れば体重や血液検査値には反映されず，週に 3 回，週に 4・5 回以上と頻度が上がるとよい行動はよい成果に，悪い行動は悪い結果に結びつく。

したがって，Step 3 では，Step 2 で選定した解決すべき問題点を改善するための具体的な行動目標も「量」と「頻度」で設定する。Step 4 で行動目標の実行を阻む状況（障壁）と対策について検討を加え，Step 5 で行動目標の実行状況を「量」と「頻度」で評価し，対象者と支援者で共有する。

アセスメント時から評価時に至るまで「量」と「頻度」の変化を明確にすることは，対象者・支援者の双方に実施状況を可視化でき，対象者の次の意欲を引き出すことにもつながる。

(3) アセスメント項目とその基準を標準化し，問題解決の優先順位の考え方を明確にした

ライフスタイル改善に関するアセスメント項目を厳選し，その基準を設け，容易に問題点を抽出できるようにした。さらに，数ある問題点のなかから，生化学や生理学，さらには最新のエビデンスに基づき優先して対応すべき順位を確定した。このエビデンスには著者ら管理栄養士十数名が把握した生活習慣（行動）と体重や血液検査値の変動との関連についての事象も加味されている。これらをライフスタイル改善に関係する組織内や支援者で共有することでアセスメントや評価に費やす時間を短縮し，優先すべき事項を容易に見つけ出すことで経験に左右されないよい成果が得られやすくなるはずである。

現在，血糖コントロールとメタボリックシンドロームの改善のための SILE プログラムは効果の実証ができているが，その他，高血圧，脂質代謝異常，高尿酸血症，糖尿病性腎症 (CKD) の改善等にもこの考え方は応用できよう。

SILE は現場の中から考案され，ライフスタイル改善の効果の評価がなされたわが国唯一のプログラムである。ぜひ一度はひと通り実施していただき，さらによい方法がないか各自の現場から試みを行い，そして，その効果を RCT などで検証しながら，わが国の人々にとって最適なライフスタイル改善の方法を確立していけるよう未来につなげたい。

SILE のスキーム

図 3 は血糖コントロールのための SILE のスキームである。血糖コントロールに最も重要なポイントである「規則的な生活リズム」と「糖尿病に関する基本情報」（「アセスメント・記録票の利用法」として 1.3.1 項で解説）の獲得を基盤に，「食後血糖値を上げ過ぎない食事」および「空腹時血糖

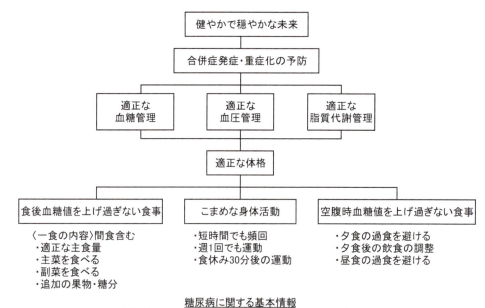

● 図3　血糖コントロールのためのライフスタイル改善スキーム

値を上げ過ぎない食事」と「こまめな身体活動」を掲げた．これは血糖コントロールのための基本方針であり，是正すべき課題はほぼこれらに集約される．さらに，対象者の年代に応じた「適正な体格」をめざし，さらに「適正な血糖管理」，「適正な血圧管理」，「適正な脂質代謝管理」の3つの視点で「合併症発症・重症化の予防」を図る．なお，合併症の進展において糖尿病性腎症の発症・進展予防を考慮すべき場合は，このスキームに「腎機能を温存する食事」項目も加え，糖尿病の診療ガイドラインに応じたコントロール目標を設定する．以下，血糖コントロールのための基本方針の詳細を記述する．

　規則的な生活リズム：　起床から朝食まで，夕食から就寝までの間隔や1日3回の食事間隔は長すぎても短すぎても良好な血糖コントロールは望めない．食事時刻が多少ずれていても食後血糖値が下がりきるまで(空腹を感じるときまで)の食事間隔を保たない限り，いくら食事内容を是正しても血糖コントロールは良好にならないため，最も重要なポイントである．

　糖尿病に関する基本情報：　①高血糖を放置する弊害，②合併症は自分にも起こりうる，③食べてはいけないものは何もない，④食べると血糖は上昇する，⑤1日の血糖値変化，⑥空腹時血糖値と夕食(夕食後の間食含む)の関連，⑦主食のみ，空腹すぎての飲食は大損である，⑧主菜・副菜を組み合わせるメリット，について初回面談および2回目までの介入で習得できるよう教育する．

　食後血糖値を上げ過ぎない食事：　1食の内容で考え，①適正な主食量(おおむね身長により規定される)，②主菜を食べる(主食のみではない食べ方)，③副菜を食べる(主菜が揃えられるようになったら副菜も)という点を順に整備し，④追加の果物や飲料，ジャム等の糖分(1食中の主食に含まれるいわゆる糖質量のほか，どれだけ糖質量を追加できるか)の摂り方の確認も必要である．

　空腹時血糖値を上げ過ぎない食事：　空腹時血糖値は前日の夕食(夕食後の飲食を含む)やさかのぼって昼食の内容に関連することが多い．①夕食の過食を避ける(エネルギー源である炭水化物，たんぱく質，脂質のうち，どれが過剰となっているか)，②夕食後の飲食の調整(原則しない方がよいが，飲食する場合には就寝時刻およそ3時間前までに．内容や量に配慮は必要)，③昼食の過食を避ける(炭水化物や脂質の摂取過剰で夕食前の血糖値が高めであることが夕食後血糖値にも影響を及ぼすことを理解させる必要がある)ことに留意する．

● 表 1　糖尿病患者のための個別ライフスタイル改善プログラムの要点と内容

ライフスタイル改善の要点	内容
1. 糖尿病に関する基本情報	(1) 血糖コントロールのための知識の習得 　① 高血糖を放置する弊害 　② 糖尿病の合併症 　③ 血糖値の変化 (日動変化, 食品の組み合わせによる変化) 　④ 血糖コントロールによい食べ方・損な食べ方 (2) コントロール目標値 (体重, HbA1c, 血圧, 血清脂質等) (3) 1日のエネルギー必要量 (4) 1日のエネルギー必要量に基づく食事構成
2. 血糖コントロールのための行動目標	血糖コントロールのための行動目標の設定 行動目標における障壁の検討 (1) 生活リズム (2) 食事 (3) 身体活動
3. ストレスと血糖コントロール	ストレスの有無と対処法

こまめな身体活動：　運動だけに限らず，日常的な身体活動量を現状よりもアップすることとし，①短時間でも頻回 (量が少なくても頻度が上がれば代謝もアップ)，②週1回でも運動 (週に1回でもまとまった運動を行うことで代謝もアップ)，③食休み30分後の運動 (血糖コントロールのための効率的な運動の時間帯) とした。

スキームに沿ったプログラムの具体化した内容を表1にまとめた。ライフスタイル改善プログラムの提供に関わる組織や支援者がこのような内容を共有しておくことが，関わりの成果をより高めることにつながる。

1.3　血糖コントロールのための SILE の実施手順

■1.3.1　SILE による初回支援

アセスメント・記録票の利用法

「アセスメント・記録票 (資料 A–1, A–2)」には対象者の現状や変化を把握し記録する。これにはさまざまなアセスメント項目を精査し，それぞれの項目についての必要最低限とするポイントを提示した。SILE はこの厳選したアセスメント項目の利用により十分によい評価が得られた。把握した情報は活用しなければ意味がないため，厳選することが重要である。支援者が変わっても同じ評価が得られるよう，各項目の判定基準を設けることが必要である (この帳票は電子カルテで使用しているものではない)。以下に「アセスメント・記録票」の内容を説明する。資料 A–1 のオレンジ色をつけた部分は対象者の基本的な状態を把握するもので，支援者はこれらを認識した上で支援を行うことが重要である。また，資料 A–2 の黄色い色をつけた部分は優先度が高く，これらの項目の是正から取り組むことが効果的な血糖コントロールにつながる。これらの項目の是正ができていないのに下段の項目 (色をつけていない項目) の改善に先に取り組んでも成果を得られることは少ない。

これらの項目で過小評価がなされないことが非常に重要で，アセスメントする際には対象者に分かりやすい比較の基準を示しながら，日常的にどこが「過剰」なのか「不足」なのかを把握し，問題点を抽出する心構えが必須である。

各項目の適量やコントロールの工夫は，著者ら管理栄養士十数名が実際に対象者に行動目標として実行してもらい，体重や血液検査値等が改善した際の事象をもとに標準化したものである。個人

差や糖尿病の罹患期間による差もあるため,「どのような生活習慣がどんな問題点に関連しているのか」という観察をしながら活用されたい。「どこまで許容できるか」という視点も重要であろう。なお,『ライフスタイル改善の実践と評価』(朝倉書店,2015) の 196～202 ページ「血糖コントロールのための食生活の問題点をどうとらえるか」に詳細があるので,ぜひ参照してほしい。

【基本情報】

① 身長：主食量は特に身長を目安に適量 (後述) を示すことができるので,重要な項目となる。
② 適正体重：年代別の適正体重の範囲は『日本人の食事摂取基準 (2015 年版)』の「目標とする BMI の範囲」を参照し算出する。血糖コントロールのみならず低栄養予防の視点も必要であるため,下限も把握しておくとよい。適正体重はあくまでも目安であり,個々の状況に応じて適正体重を設定する必要がある。「＊この1か月間の体重変動」は現在の食事摂取量との差があるか,代謝亢進があるか等の手がかりとなるため,必ず把握しておく。
③ 身体活動レベル：『日本人の食事摂取基準 (2015 年版)』をよく参照して把握する。特に高齢者では「ふつう」となる場合でも,食事による摂取エネルギー量を低めに見つもりがちである。ここを過小評価すると必要エネルギー量の過小評価となり,食事を制限してしまうことになりかねない。特に,日常は何をして過ごしているかの把握は重要である。対象者の生活や想いを想像できると,実生活に即した支援ができ,成果が得られやすい。
④ 推定エネルギー必要量：必ずしもこの数値を目標にする必要はないが,あらかじめ検討しておくと,食事摂取量の把握の際に過小評価になっていないかの確認に使用できる。資料 A–1 右下に「基礎代謝基準値」,「身体活動レベル」の表があるので,利用し計算しておくとよい。
⑤ 既往歴：ライフスタイル改善に関連しそうな病歴のみを記載する。「＊網膜症の有無」も必ず確認し,直近の眼科受診時期も把握する。未受診の場合は受診勧奨し,場合によっては行動目標に眼科受診を設定してもよい。(例) 5 月中に眼科を受診する。

　なお,糖尿病と歯周病の関連も言われ始めていることから,今後は歯科受診や歯周病の有無も基本情報として把握しておいてもよいかと思われる。

【経過記録】

1) 初回実施日から 6 か月目まで面談日を記入する。電話での支援は資料 A–1 下段【電話支援】に支援年月日と内容を記録する。
2) 初回面談時に現在の体重を記入する。事前に把握している場合でも,当日測定した数値を記録し,ベースラインとする。BMI を求め,記入する。
3) 「コントロール目標」の欄には 6 か月後のコントロール目標を記入しておいてもよい。検査値や目標値は全部の項目を記入する必要はない。必要に応じて使用する。
4) エネルギー摂取量,たんぱく質摂取量,塩分摂取量は必要に応じて記録し,目標量を記入しておいてもよい。食事の聞き取りや食事摂取量調査票 (FFQW82,第 3 章) でも数値は算出できるが,実際の把握にはかなりの誤差が含まれているので,大まかな数値の把握や現状よりもどの程度を増減するか検討した方が,対象者に実行してもらいやすい。なお,BMI が適正な範囲であれば,把握したエネルギー摂取量,あるいは推定エネルギー必要量での食事構成を考えるが,その数値や構成に当てはめようとするのでなく,食事摂取に関するアセスメント基準 (資料 A–2) に照らし合わせて「過剰」または「不足」する部分について是正する。BMI が肥満である場合には 3～5％の減量を考慮した食事構成を検討する (主食量や食事構成の検討の仕方は後述する)。

5) 血液検査値は検査ごとに記入し，行動の評価 (取り組み状況の評価) と関連づけて変化を把握する。プログラムスキームにあるように血糖コントロール指標だけでなく，血圧，脂質代謝等の管理も怠らないようにする。空欄には必要な血液検査項目や尿検査結果を記入する。

【介入方針】
1) 6か月後に優先して改善したい項目 (体重やHbA1c，空腹時血糖値等) を決定し，チェックを入れる。
2) 対象者の意向「実現したい」を聞き，妥当である場合は意向に沿う。また，それらが支援者の検討した項目と違う場合は説明をし，介入方針を納得してもらう。
3) 診療ガイドラインに基づく年代ごとのコントロール目標を設定すればよいが，6か月間で目標達成が難しい場合は，6か月後にどこまで改善できそうかを検討し，コントロール目標を設定する (6か月の介入終了後，プログラム2クール目を実施し，さらなる改善をめざす)。

【目標設定】
資料A–3「これからの目標と計画」を利用して，評価も記載できるようになっている。
1) 「設定した目標」は初回面談時に記入し，2回目の面談以降には達成評価を必ず行う。目標は多くても3つまでとし，2回目以降で上位目標を追加する際には空欄に目標を追記し，追加日を記載しておくとよい。「期待できる成果」(目標を達成できたら何が改善できるか) の欄も設け，目標設定の際，常に「目標は何の改善のために行うのか」を再考できるようにしてある。
2) 設定した目標はこの欄に記載するとともに，「これからの目標と計画」(資料A–3) に書き，対象者に渡す。「これからの目標と計画」は次回面談時には評価も書きこむため，持参してもらう。
3) 取り組み状況について，初回面談時から1か月後と6か月後は必ず評価 (○・△・×) を行う。その期間中は適宜評価を行い，対象者と共有する。「これからの目標と計画」にも評価結果を記入し，対象者に行動の評価 (週にできた頻度等) と成果 (体重が1kg減量できた等) の関連を説明する。変化がなかった場合には行動の頻度が少なくはなかったか，設定した行動目標が成果をもたらす目標として妥当であったか，よく検討する。

【知識の習得】
1) 糖尿病に関して，最低限習得し利用したい知識を初回面談から2回目の面談までに伝える。すでに対象者が知っていたり，覚えたりした項目にはチェックを入れる (資料A–2，図11，図12参照)。3回目以降でもこれらの情報は適宜，話題にし，行動目標を実行する動機となるようにする。
2) 「食べていけないものはない」と対象者に伝えることは，対象者にとって取り組み意欲を高める。嗜好品を楽しむことや対象者の食に関するライフスタイルを尊重して，それらを楽しみながらコントロール目標に近づける努力ができるよう支援する。

【電話支援】
面談間隔は2か月を空けないことが肝要で，面談間隔が空きすぎる場合や次回面談までに支援を必要としたり，実施内容を確認したりする必要がある場合は電話で支援する。電話支援した際にも日時，支援内容を簡単に記録しておく。

【確認項目】
これらの項目は食事と運動のアセスメント項目であり，「適正範囲」を週に4，5日実行できてい

れば「適正内」とし，「適正範囲」を上回ったり（下回ったり），実行頻度が 3 日以下の場合は「要改善」とする。ここに示した「適正範囲」は効率的に体重や検査値を変化させる可能性の高い量や頻度である。クリニック等で栄養相談を行う管理栄養士十数名の経験に基づき，設定目標とその実行頻度，検査値を連動させて把握できたケーススタディに基づく知見を参照されたい（次項「初回面談の手順とポイント」，18 ページ「主食や食事構成の決定について」）。

資料 A–2 に示す黄色い部分の項目は優先的に「適正」まで是正したい。また，週に 1, 2 回のことは 1 週間，1 か月間ではほとんど影響がないことから，実行頻度により選択的に把握する項目もある。これらの項目と「適正範囲」は日常的に留意し，食事アセスメントをするとよい。

食事アセスメントの極意は，対象者の「適正範囲」の量や頻度に比べて，「適正」，「過剰」または「不足」の 3 レベルで区別することである。

どれか 1 つに絞ったアセスメントが思いのほか成果を導く。『日本人の食事摂取基準 (2015 年版)』では，特に食事摂取量アセスメントにおいては，本人の申告における過小・過大評価の誤差や日間変動，また聞き取り側の過少・過大評価を考慮しなければならない。下 2 けた程度のエネルギー量や塩分量を把握するよりも，「適正」からはみ出している「過剰」や「不足」の項目を見つけ，1 日 3 食の配分や 1 食の食べ物の組み合わせを見ていく方が対象者にもわかりやすい。日常的な食事では，あくまで目安であるが，食事量や頻度が「適正範囲」の 1.5 倍や 2 倍，3 倍であることが，対象者にとって内臓脂肪蓄積や血糖上昇などの健康リスクへの影響をもたらすことを認識してもらうことが重要である。

ライフスタイル改善において食事の影響は大きく，特に血糖コントロールにおいては 1 食中の炭水化物量もアセスメントする必要がある。食事アセスメントにおいては，たとえば HbA1c が初回時より改善しても，7% 未満のコントロール目標をめざす場合などは 1 食分の炭水化物量 (主食量や追加の糖分) や夕食後から就寝までの間隔，午前中の間食などの微調整が必要になってくるため，細かく項目立てしてチェックできるようにしてある。アセスメント時はこれらの項目を 1 つずつ聞くより，後述する食事アセスメントのやり取りの中で確認していくことが必要である (「食事アセスメントの実際と思考内容」の項参照)。

初回面談の手順とポイント

面談の際は，科学的根拠に基づく客観的な視点が重要である。あわせて，誠意と謙虚さをもって対応する。常に「対象者の状況について，認識不足はないか？」，「その摂取量は適量範囲内か？」，「対象者のどのライフスタイルが過体重や高血糖に関連しているのか？」等，自問自答を繰り返しながらアセスメントおよび目標設定までを行う。また，対象者に認識させたいことや意思確認は Yes, No で答える「回答選択肢による質問」 (closed question) で，対象者に考えてもらいたいことは「自由回答の質問」 (open question) で，十分時間をとり聞くとよい。説明は最低限にし，対象者が話しやすいように促すことが重要で「無駄な情報は聞かない，提供しない」ことが初回面談の手順として肝要である。

○ Step 1　信頼関係を構築し，対象者の「実現したい」を明確にする

対象者が自分の立ち位置を知り，意欲と期待を意識化・言語化

i. 自己紹介とプログラムのスケジュール説明

支援者が自己紹介する際は，謙虚な姿勢で行い，「これからの目標と計画」(資料 A–3) を用いて，簡単に説明を行う。

1.3 血糖コントロールのための SILE の実施手順 —— 13

血糖コントロールの目標値

目標	血糖正常化を目指す際の目標	合併症予防のための目標	治療強化が困難な際の目標
HbA1c(%)	6.0 未満	7.0 未満	8.0 未満

あなたの値はどのあたり？

HbA1c(%)	〜6.0	6.5	7.0	7.5	8.0〜
空腹時血糖値 (mg/dl)	110 未満	130 未満			
食後 2 時間血糖値 (mg/dl)	140 未満	180 未満			

注意
糖尿病性神経症
糖尿病性網膜症
糖尿病性腎症
合併症が心配です！

健康で長生き♪

参考文献：「糖尿病診療ガイドライン 2016」(日本糖尿病学会編)

Copyright(C) 2008 NSNLLC, All rights reserved.

● 図 4　血糖コントロールの目標

「このプログラムは 6 か月間のプログラムで，実現したいことを決めて，数回の面談を行います。初回面談から 1 か月後は必ず来ていただき，決めた目標がどのくらいできているかお聞きします。あとは 2 か月を空けない間隔で 2 回ほど面談を行います。」

あらかじめ，プログラムを提示すると，対象者のほぼ全員が，そのような「しくみ」なのかと理解することができる。また，支援者自身も継続的に実施するプログラムであることを認識し，取り組むことが必要である。

ii. 対象者の健康上の「実現したい」の意識化と言語化

「体重を減らしたい」「検査値をよくしたい」等，対象者自身が「実現したい」を，意識し，言葉で表現してもらう。自分自身で言えない場合には意向を汲み取り，「○○さんのご希望は○ kg 減量することですね」と代弁する。つまり，対象者の「実現したい」を「意識化」させ，その意識を「言語化」したことが「介入方針」(6 か月後の改善目標) となる。期間中に取り組みが停滞したときに，改めて対象者が何をしたかったかを問うことで，再度意欲を引き出すことにつながる。

大事なことは，対象者の現在の健康上の立ち位置を明確にすることである。血糖コントロールを例にとると，血液検査や尿検査の結果等を確認し，特に，現在の HbA1c 値をもとに図 4 のようなフリップで対象者の立ち位置を示し，年代別のコントロール目標値，6 か月後や当面の目標値を明示するとよい。「これからの目標と計画」の検査値等を記載する欄に数値を入れながら，改善したい項目の数値に赤い丸印をつけるとよい (図 5)。初回面談時に改善したい検査項目等には赤い丸印をつけ，経時的に赤い丸印が減っていくと対象者の励みになる。

iii. 取り組みへの準備や負担・不安の確認

「生活改善に取り組むことはこれから少し生活を変えることになりますが，負担や不安はありますか？」とはじめに確認する。対象者に負担や不安があること，特に生活を変えることは大変なことであることを十分受容し，「一緒に取り組みましょう」という伴走者としてのメッセージを送ると信頼関係が増す。そのためには実施者は対象者の立場を考えて取り組む必要がある。対象者の負担感が強い場合ほど「たった 1 つだけの改善で減量や検査値を改善することができる」ことを強調し，効果的な改善を試みることで簡単に取り組むことができることを伝えたい。

14 —— 1. ライフスタイル改善プログラム

これからの目標と計画

検査値の記録　　　　　　　　　　　　　　　　　　数字は左：目標値　右：実際

検査項目	基準値	初回	1か月目	か月目	か月目	か月目	6か月目
空腹時血糖値	mg/dl未満	130					110↓
HbA1c	6.5 % 未満	8.7					7.5↓
総コレステロール	mg/dl未満						
LDLコレステロール	120mg/dl未満	142					120↓
HDLコレステロール	40 mg/dl 以上	41					
中性脂肪	150 mg/dl未満	143					
血圧	130/80mmHg	128/78					
体重	55～62 kg	67.2					65↓

●図5　これからの目標と計画 (資料 A-3)

iv．動機づけ (意欲や生活改善の必要性を実感している対象者には不要)

　ライフスタイル改善への動機が弱い対象者には動機づけを行うことに時間をかける必要がある．動機が弱いとプログラムを進めても成果は出ないと思った方がよい．成果を出すには，対象者自身が自分の健康状態を理解し，不都合な事態を想起できる時間をとり，改善の必要性を実感するよう促す．

　継続的な教育だからこそ，改善の必要性や改善意欲を高めるための準備体制を整えることができる．動機づけの工夫は下記を参照されたい．

「実現したい」を素直に言い出せない対象者への対応
　～ 取り組み意欲の強化方法 (例示) ～

　「医者から行けと言われたから面談に来たんだ」，「生活を変える気はないね」等々，生活改善に対して拒否を示すかのような対象者に遭遇することはないだろうか？

　「実現したい」が明確にならないままにプログラムを進めることは対象者に無駄な努力や時間を強いてしまうことになりかねない．そこで，このような対象者の「実現したい」を引き出すためにはどうしたらよいか考えてみよう．

　Case 1：「人から指図されるのはいやだ．」「きっと，酒をやめろと言われるんだろう．」
　Case 2：「検査値が悪くても大したことないだろう．」
　Case 3：「ここのところ忙しかったから検査結果が悪くても仕方がないさ．」
　Case 4：「ちょっと気をつければ (または，運動すれば)，すぐに減量できるよ．」
　Case 5：「毎日忙しいのに追加で何かやれるわけがないわ．」

　支援者の目の前に来たからには，心の中で「何かを変えたい」「何かを変えなければ」と思っていることを支援者が確信することが必要である．また，専門家としての冷静な情報提供・状況判断を明示することは，対象者が違って認識していことを修正し，「じゃぁ，何をすればいいのか？」という気持ちを促す．そこで，初めて「実現したい」を考える時間を必要とする．

＊「自分で決めることが未来を変える」と力強く伝える：Case 1 に対応可

　「きっと，"何か変えなければ"と思って来てくださったのですね！○○さんの決断が未来を必ず変えるはずです．ぜひ，お手伝いさせてください．」対象者の真意を先に明言することが案外，決断を促すことになる．対象者優位のアプローチで信頼関係を形成する．また，飲酒習慣を変えたくない対象者にはあえて飲酒のことは後回しにする．「飲酒以外でも改善できればよい成果が得られることはある」と支援者が自信を持って言えるかどうかである．

* 「基準値を外れた検査値は加齢と共に悪化する」という情報を提供する：Case 2・3 に対応可

　血液検査や尿検査等は一時の結果に過ぎないと思っている場合には経時的な変化を一緒に見ながら年々悪化していることを認識してもらう。「人間の身体は負担がかかっても何とかノーマルに戻そうと頑張るが，対応力が低下すると基準値から外れるようになり，弱くなったところを放置すれば加齢と共に悪化する」という事実は多くの方に響く。「そのままでよいか？」という問いかけとその返答を待つ時間の確保が自分のことを考える猶予となる。もちろん，今から生活改善をすれば，悪化を食い止めることは可能であることは付け加えてほしい。

* 生活の中の話題で，未来予測をすること：Case 2・3 に対応可

　イベントが発症し，仕事ができなくなった場合にどんなことが起こるのか，家族の悲しみや負担はどれだけか，医療費が毎月かさむようになったら生活にどんな変化が起こるのか等を具体的に話し合い，想像する時間を確保する（なかなか待てない支援者も多いがここがポイント）。

　勤労者には，「忙しく会社のために仕事をして，病気が悪化しても会社は責任をとってくれるのですかねぇ…」とつぶやくのも有効。だから「今から，一緒に忙しくてもできることを見つけませんか？」必ず対象者が答えを出すまで沈黙を守る。考える時間が必要である。

* 意外と効果的なのは「数字」で示すこと：Case 4 に対応可

　イベント発症のリスク（リスクが何倍というよりは，100人中に発症する人数のたとえで比較する方がわかりやすい），入院や服薬にかかる費用の計算，減った後の体重等。

　「簡単に○kg 減量できたけれど，リバウンドは○kg で減量以上だった」，「減量しても維持できていない」という事実をはっきり伝えて自覚してもらう。また，「運動に加えて，1つくらい減量に効果的な生活改善を加えれば願いはしっかり叶いますね。」とより確実な成果につながる明るい未来を想像してもらう。

* 生活改善の取り組みへのハードルは低いことを伝えること：Case 5 に対応可

　「たったひとつの小さな生活習慣を変えるだけでも，体重やリスクは減らせる」ことを伝える。「いつになったら忙しくなくなるのか？」という問いかけも有効で，忙しくてもできることを一緒に見つけようという姿勢が信頼を得る。

* 意欲を引き出し，間違った認識は修正を促す

　対象者が自分で取り組んでいる行動や改善できていることをまずほめて受容し，必要に応じて"ダメ出し"も効果的である。"ダメ出し"は，根拠がない血糖コントロールの取り組みやほとんど改善効果に関連しないことをしているときにきちんと事実を伝えることである。減量や血糖コントロールに影響が認められない行動についてはその根拠を説明し，「もっとほかに効果的と思われることがあります」，取り組み目標の実行頻度が足りなくて成果が上がっていないときには「惜しい！実行頻度が少ないだけ！」と，実施者が見極めてはっきり言葉にすることで対象者の情報を精査し，対象者はとるべき行動の整理がしやすくなる。

　改善に抵抗を示す対象者は決して「変わりたくない」わけではない。「仕事が忙しい」は問題視できないことである（「問題視できることは解決できそうなこと」であるから）。対象者に忙しい中でも自分の未来をのぞいてもらう機会が面談であろう。自分自身で考え，自分で「実現したい」を決定するための時間の確保が最大の「実現したい」を発言してもらうポイントであろう。そのためには，支援者は科学的根拠や対象者に有効に活用できる情報の提供・精査と対象者が答えることができるような質問の仕方と答えを待つ忍耐が必要である。

16 —— 1. ライフスタイル改善プログラム

○ Step 2　「実現したい」につながる改善点を把握する

適正範囲と比べた判定と優先的改善点の選定

アセスメントの実施

① 資料 A-1 により，[基本情報] の項目を把握する。特に ⑤「既往歴」，「糖尿病歴」の確認は必ず行う。眼科の受診に関しては主治医に言われていても未受診の場合も多いので，受診の有無を聞く。未受診や定期受診をしていない場合は受診して現状を確認しておくことを勧める。未受診の場合は行動目標のひとつに設定する。

② 資料 A-2 により，食事時刻，起床時刻，就寝時刻を確認する。

③ 資料 A-2 により，運動習慣，食習慣について把握する。習慣とは「日常的な行動の繰り返し」と考え，週に 4，5 日以上行っている運動や飲食の行動という視点で考える。特に黄色をつけた項目は日常的に「適正範囲」(後述) と比べてどうかを把握する。

アセスメントの進め方のポイント

① 「アセスメント・記録票 (資料 A-2)」の各項目を「適正範囲」と比べて「適正」，「過剰」，「不足」で判定する。特に「頻度」を確認する。日常的な把握が必要であるため，「いつもそうですか？」，不明確なときには「週 7 回の朝食のうち，主菜を食べるのは何回くらいですか？」など具体的に聞くことが必要。細かい数字の把握よりも，「いつも」(週に 4，5 日以上) どうなのかという視点が必要で，「いつもそうですか？」という問いかけが有効である。

　　1 食の「主食」「主菜」「副菜」の区別で進める方が対象者にはわかりやすい上，対象者自身が区別をつけられるようになると，外食や中食を利用する場合でも自分で食事を組み立てることができるようになる。

② 生活・食習慣に関するアセスメント結果と健康上の問題点 (検査値や体重等) との関連を考える。
　　- 夕食の主菜の摂取過剰が空腹時血糖値を高くしている可能性がある
　　- 昼食の脂質の摂取過剰が夕食前の血糖値を招いている可能性がある，等

　　この際，「どの食事の」，「何が偏っている (過剰または不足)」ことが「どんな健康上の問題 (検査値や体重等＝アウトカム) を招いている可能性があるのか」検討する。

　　すなわち，「どの食事の」「何を是正できると」「健康上の問題点 (血液検査結果や体重)」が改善するのか，という視点が必要である。その際に重要なのは「その是正は必要なのか？」，「何のリスクを減らすことができるのか」という自問自答である。「どの食事の」としたのは，わが国 (アジア圏) では体重だけに着目すれば減量する必要のない適正体格者が多く，エネルギー摂取量を調整する必要がない場合が多いからである。したがって，血糖コントロールの事例であれば 1 日のエネルギー摂取量だけを検討するのではなく，たとえば，夕食の偏り過ぎや朝食が主食のみ等の食習慣が血糖コントロール不良を招いている可能性も十分考慮し，「どの食事の」何を改善するのか，という確かな視点が必要となる。

③ 上記 ② で検討した改善すべき項目の中から，6 か月後に実現したい目標に最も関連し，優先的に取り組むべき項目を選定する。

④ Step 3，Step 4 にしっかり時間をとるためにもアセスメントは手短に，しかし，確実に行う必要がある。

食事のアセスメントは図 6，7 のようなフリップやフードモデルを見せながら進めるとよい。

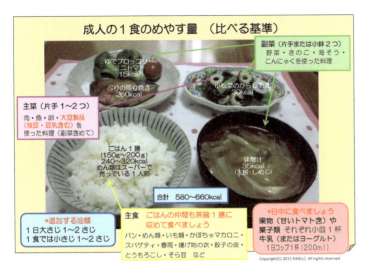

- 全員一律ではないが，ほぼこの構成が使える（どこかが 1.5 倍程度多くても許容範囲である）
- 身長が低め（およそ 150 cm 未満）・高め（およそ 180 cm 以上），やせの場合等は主食量または主菜量で調整する。いずれにしてもアウトカムを見ながら調整する。
- 果物に甘いトマトを入れてあるのは，野菜でもかなり甘くて大きなトマトを好んで食べる人もいるので，糖分のとり過ぎを確認するためである。

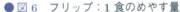

● 図 6　フリップ：1 食のめやす量

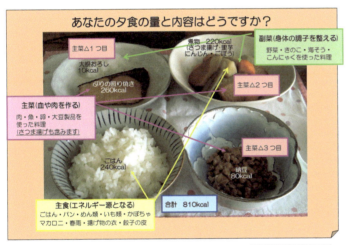

- 「主菜」はメインのおかずだけととらえがちだが，副菜に入っている「主菜」に該当する食品の量によっては翌日の空腹時血糖値に影響を及ぼすことも多い。
- 「主菜」に該当する食品が 1 食に 3 品もあると，少しずつ食べると言っても結局，適正範囲（女性では 1〜2 つ）を上回ってしまう食習慣に遭遇することが多いものである。日々の夕食のわずかなエネルギー摂取過剰が血糖コントロールに影響を及ぼしていることは実証ずみである（Adachi, et al., 2013）。

● 図 7　フリップ：主菜が多い夕食例

　ちょうどよい食事（図 6）と，夕食にありがちな主菜が多くなりエネルギー量も多めになっている食事（図 7）を比べてもらいながら進めると効果的である。

　本書では，食事量の「適正範囲」を便宜上設定してあるが，これらは，はじめから「適正範囲」（理想）の食事構成に当てはめるのではなく，あくまで「過剰」または「不足」で不具合が生じている項目について問題視すればよいという考えである。

　食事の聞き取りをしながら，「主食」，「主菜」，「副菜」の区別は伝えるが，「アセスメントの途中で助言はしない」ということは鉄則である。聞かれた質問に端的に答えることは重要であるが，途中で助言をすると，対象者自身が最も優先的に取り組みたい項目が対象者の意識の中で定まらず，混乱を生じさせるからである。アセスメントは基準に沿って，「適正」，「過剰」，「不足」で判定し，偏っている項目を見つけることが先決である。

　なお，SILE プログラムでの食事アセスメントは，1 日のエネルギー摂取量のほか，1 食の構成を「主食」，「主菜」，「副菜」で区分して把握する。「主食」量は中茶碗 1 杯，めん類は市販めん 1 人前，食パン（6 枚切り）は 1 枚，また，油脂やジャム，はちみつは小さじ（ティスプーン）○ 杯で量を把握する。小さじ（ティスプーン）3 杯分が大さじ（カレースプーン）1 杯としている。牛乳等の飲み物はカップ（グラス）1 杯（180〜200 ml），果物や菓子類は小皿 1 杯（手の内側の平たい部分程度）等々，

わかりやすい「ものさし」と目安量を統一してアセスメントする。これらは高齢者に目安量を覚えてもらう際にも，とてもわかりやすいと高い評価を得ている。

アセスメント結果でたくさんの問題点が見つかるが，どのような食事の傾向が健康上の問題を引き起こしているかを把握し，その問題点を解決すれば健康上の問題が改善・軽減されるかどうかを自問自答しながら進めることが重要である。また，行動目標はその問題を解決するためのものであり，何が改善されたから体重や検査値が改善したのか，介入した内容と体重や検査値の変化を評価し，対象者と共有する。

なお，食事の聞き取りは資料A-5「食事聞き取り表」を用いてもよい。また，事前に「食事聞き取り表」を渡して書いてきてもらってもよい。「主食」「主菜」「副菜」「その他」の区別をつけながら聞き取りをすると，これらの言葉は次回から共有できる。「食事聞き取り表」を使わなくても，食事記録や聞き取りの内容に，主食を〇，主菜を△，副菜を□，あるいはマーカーペンで主食は黄色，主菜はピンク，副菜は緑色などと色づけして区別をすると，1日の食事の特徴や偏りが一目瞭然となり，対象者にも理解しやすくなる。

主食や食事構成の決定について

適正なエネルギー摂取量は目標とするBMIの範囲とし，対象者のおよそのエネルギー摂取量に基づく食事構成や，その食事構成に基づく主食量で考えるとよい。しかし，年代，糖尿病歴の長さ，活動量の程度等の個人差，さらに，食事摂取に関する自己申告や食事の聞き取りの過少評価等を考慮すると，大まかな目安量を設定し，食後血糖値やHbA1c値，空腹時血糖値等のコントロールとの兼ね合いを見ながら対象者それぞれの適量を調整することが現実的である。

およその目安として，糖尿病の交換表の食品区分や配分を参考にし，1食ずつを高齢者でももっとわかりやすくすると，図6のフリップのような1食の組み合わせとなる。手づくり食であっても外食でも中食でもこれらの構成で食べることができれば，健康的な割合とされている組み合わせになっている。これに通常は嗜好品や果物，アルコール類が加わるため1日の総エネルギー摂取量も男女の平均的なエネルギー量に近くなり，男性でも平均的な1食量(主菜量は2つ)としては満足のいく食事内容となると考えた。

主食の量は日常的に，おおかた普通茶碗1膳に収まっている場合が多く，男性では200g程度，女性では150g程度を食べれば通常の1食の食事は満足いく場合が多いという複数の経験豊富な管理栄養士らの見解から，主食(米飯)の適量は茶碗1膳とした(図6)。主食が少なすぎると主菜が多くなることが多いため，その他の問題点がないか確認するように「不足」の場合も問題視することとした。また，身長がおよそ150〜155cm未満の女性では1食に150gの米飯や糖尿病交換表でいう4単位のめん類を食べた場合には血糖コントロールがよくない場合もあるため(特に夕食に)，身長によって1食の主食量は血糖コントロールを見ながら調整した方がよい。

◯ Step 3　成果につながる目標を設定する

対象者が成果を実感できる＝評価を数量化できる目標の設定

支援者は，まずStep 1・Step 2で把握した対象者の意向を反映した介入方針を明確にする。介入方針は6か月後に「実現したい」具体的な改善指標として数値化し，対象者と共有することが重要である。目標設定の際，対象者が実施しようとするライフスタイル改善と検査値や体重の変化等と

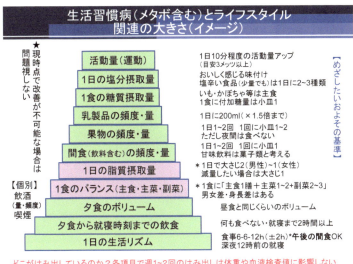

● 図 8　生活習慣病とライフスタイル関連の大きさ

の関連を理解し，具体的な量や頻度を入れた行動目標を納得できることが対象者の実行を促す強い動機につながるのである。Step 2 までの説明と同意で多くの場合は，対象者は自分が何をすべきかを理解し，自発的に行動目標を決定できるようになる。しかし，初回面談のうちにまだその力が引き出せない場合は支援者が以下の点について考慮しながら提案することもよいだろう。

- 体格や検査値の改善に最も影響する問題点か？
- その問題を解決したら本当に減量できるか？検査値が改善するのか？
- 本人の意向に沿う内容か？納得する内容か？（ただし，意向ばかり尊重しても成果なし）
- 八割方，本人が実行できると確信できる内容か？
- 設定する目標数は適切か？（1つか2つ，よほどできる人で3つ）
- 具体的な目標になっているか？
　　　× 間食は控える　× 間食は週3日にする　→　夕食後の間食（小皿1つ）は1日おきにする。
　　　　　　　　　　　　　　　　　　　　　　　　（どうしても間食をやめたくない場合）
　　　× 野菜を増やす　→ 夕食に小鉢2つ分の野菜を食べる（週5日）
　　　× 運動はできるだけ行う　→ 平日（週5日）は昼食後に20分間歩く

1つか2つくらいの行動目標を週に4, 5日実行できるような目標を設定する。減量の場合3か月以内に −2〜3 kg を試みて，以降は維持することに集中する。体重はリバウンドしやすく，一度リバウンドすれば，減量した以上に増えてしまう場合も多々あろう。いかに自分でコントロールできる力を養い，持続できる力を身につけるかということがライフスタイル改善の目的でもある。

障壁の検討

目標に取り組む際に，取り組みを阻む状況（障壁）とその対策をあらかじめ話し合っておくことで，よい行動をとりやすくすることが重要である。面談時間は限られているので，成果に最も結びつくであろう目標1つについて，これを必ず検討するように心がける。面談時は「できる！」と思っていても帰宅すれば，目標を阻む障壁は山ほどある。あらかじめ，対象者に「できない場合」を想定してもらい，その対処方法を一緒に考えておくことで，その行動がとりやすくなる。

この Step 4 は行動目標の実行率を高め，確実な成果を導くために重要なプロセスである。また，

対象者が自分自身で考えるために必要な時間でもあり，この時間を持つことが「できる力」を引き出すことにつながる。

「これからの目標と計画 (資料 A-3)」に行動目標と次回面談日時を記入する．著者らの場合は終了する前に，今回設定した行動目標を確認し，励まし，面談のまとめをする．面談時に提供した情報をまとめた「血糖はこれでコントロールできます (資料 A-4)」を渡し，自宅でもよく読んで実行の一助にするよう促している．

○ Step 4　目標の実行率を高める

対象者が実際に行動目標に取り組む過程であるが，支援者から離れたところでも自律的に行動目標に取り組むための工夫もあるとよい．

実際に著者らが行っていることは，下記の取り組みであるので，参考にしてほしい．

* フリップ「成人の1食のめやす量」(図6) を印刷して，事前に提供する．
  (冷蔵庫に貼ったり，携帯電話のカメラで撮影し，外出時も見られるようにしている．)
* 食卓や自分の食事トレイに準備した食事に関して，フリップを見ながら自分の適量をチェックしてもらう．(1日のうちで特に気をつけたい食事を中心に．)
* 行動目標を記載した「これからの目標と計画」(資料 A-3) を見えるところに貼っておく．
* 「食事聞き取り表」(資料 A-5) を提供し，自宅でも食事記録をつけ，振り返ってもらう．
* 電話支援：次回面談時までに特に行動目標の強化・刺激をする必要がある対象者には，電話やメールでの支援を行うことも有効である．
* 対象者からの質問等をいつでも受けられる窓口を設定することも業務に余裕がある場合には検討の余地がある．(著者らは複数施設に対応しているが，困るほど連絡は来ない．)

■ 1.3.2　SILE による継続支援

○ Step 5　目標の達成状況を見極める

行動の変化を数量的に明示し，成果と関連づけ説明

よい行動が定着するまでのプロセスを図9に示した．SILE は初回面談から1か月を空けない間隔で次の面談を行う．3回目以降は2か月を空けない面談 (不可能な場合は電話) を行う．「人は2か月以上空けてしまうと元に戻る」という数々の失敗からの教訓である．1か月ほど意識して行動目標を実行することで，いかにも以前から実行できていたかのような気持ちになり，無理なく生活にその行動が定着したということになる．ただし，人は小さなきっかけで，できていた行動もできなくなることがあるので，継続支援の中で行動目標の実行状況を把握することは，とても重要である．

自己モニタリングと継続支援でのモニタリング

行動目標はどの食事で，どのくらいの量，どのくらいの頻度で実行するか明確にし，一文で書くことになっているが，対象者にはその目標を自宅でもできているか確認するよう促すことが望ましい．そのためには行動目標の数量化が重要となり，実行頻度や体重，血圧等，その評価の方法もあらかじめ具体的に伝えておくとよい．

初回面談以降の面談時 (または電話支援時) には，行動目標がどの程度実行できたかを確認するこ

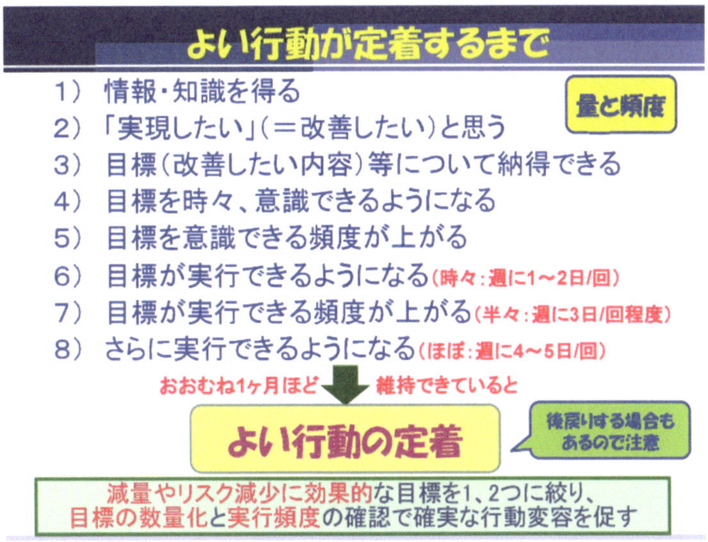

よい行動が定着するまで　量と頻度

1) 情報・知識を得る
2) 「実現したい」(＝改善したい)と思う
3) 目標(改善したい内容)等について納得できる
4) 目標を時々、意識できるようになる
5) 目標を意識できる頻度が上がる
6) 目標が実行できるようになる(時々：週に1〜2日/回)
7) 目標が実行できる頻度が上がる(半々：週に3日/回程度)
8) さらに実行できるようになる(ほぼ：週に4〜5日/回)

おおむね1ヶ月ほど　→　維持できていると

よい行動の定着　後戻りする場合もあるので注意

減量やリスク減少に効果的な目標を1、2つに絞り、目標の数量化と実行頻度の確認で確実な行動変容を促す

● 図9　よい行動が定着するまで

とが基本となる。具体的に「量」や「頻度」の確認を行う。「量」や「頻度」の詳細な評価をすることで対象者は自分を客観的に見ることができるようになる場合もある。SILE の面談は対象者が自分自身の生活や食事を見直し，その取り組み状況を評価し認識していくことで，自分自身と向き合う時間にもなる。

「目標は 2 日続けて頑張る。できない日があったら必ず翌日から仕切り直す」

確実に週に 4，5 日実行できるための合言葉である。これを実行すれば，3 日のうちにできない日は 1 日となり，7 日間のうちできる日は 5 日間となる。「できなかったら必ず翌日は実行する」ということを言葉にして伝えることは，たくさんの情報を提供するよりも実行をより確実なものにする。

行動目標の取り組み状況による対応

① 目標が実行できている場合：継続するように促し，励ます。無理をしていないかも確認する。
② 目標が実行できていない場合：以下について支援する。

どうしたらできるようになるか

なぜできなかったかを尋ねるよりも，どうしたら実行頻度を増やすことができるかを話し合うことが必要である。「実現したい」を叶えるために最も効果的であると見極めた行動目標であるので，安易に変更しない。対象者はできなかった自分を情けなく思ったり，言い訳をしたくなったりする。なぜできないかよりも，どうしたら実行頻度が増えるのかを検討する方が気持ちも前向きになれる。

どうしてもできない目標なのか

上記の検討を行っても，現段階ではどうしてもできない場合もありうる。そのときはその行動目標はあきらめる。ただし，代わりに次に影響を及ぼしそうな問題点をアセスメントから抽出し，改善のための新しい行動目標を導くことが重要である。

次回面談日の設定

「これからの目標と計画 (資料 A–3)」に次回面談日時を記入する。終了する前に，今回設定した行動目標を確認し，励まし，面談のまとめをする。

1 つずつでもよい行動を身につけていくためには，自分で気づき，自分で考える機会と時間が必要である。継続的な教育が必要な理由はここにある。

なお，血糖値や血清脂質等の検査値や血圧の改善とライフスタイルの関連については，前著である『ライフスタイル改善の実践と評価』(朝倉書店，2015) の付録を参照されたい．血糖コントロールの改善が主に書かれてあるが，血清脂質を改善するためには1日の脂質摂取量だけを検討するのでは難しく，特に夕食の食べ方に焦点を当てると改善されやすい．これは，どのような行動がどの検査値や血圧を改善するのかという，実務レベルで対象者からの評価を集めたエビデンスである．小さなケーススタディから他の事例にも共通する知見が蓄積されれば，対象者にとっては役に立つエビデンスとなりうる．

■ 1.3.3 ライフスタイル改善の評価

○ Step 6 「実現したい」の達成状況を確認する

プログラム終了時で達成度の確認と継続支援の有無を検討

6か月目に，当初考えた「実現したい」が達成されたかどうか評価する．

目標とするライフスタイルが定着し，プログラムが終了した後においても，加齢や生活・勤務状況の変化等により血糖コントロールは流動的であることに注意する必要がある．再び血糖コントロールが悪化した場合等を想定し，このような対象者の状況に対応できるプログラムを策定し，実施できる体制を整えておくことが重要である．段階を追って改善しなければならない対象者が多いはずである．6か月を1クールとし，2クール目を実施する場合は，1クール目でどこまでできたか (体重が○kgから○kgになった．HbA1c値が○%から○%になった) を対象者と共有し，次の6か月でどこまでの目標にするか介入方針を定めることが重要である．

継続支援の可否判断

おおむね6か月目には面談を行い，改善目標や改善指標 (目標値) が当初の目標通り達成できたか，健康上の問題点は解決・改善されたか，新たな生活習慣として維持・定着しているか，これからも続けられそうか等を対象者とともに検討し，プログラムの継続の可否を決定する．継続する場合は新たに6か月後にめざしたい改善目標を決め，Step 1～Step 6 のサイクルで行う．その際，1クール目はどこの時点でうまくいかなくなったのかを対象者が自覚できるように，支援者も心がけて話題とすることが重要である．また，改善ができてプログラムを終了する場合は，今後もコントロールすべき項目 (HbA1c値や体重等) の超えたくない目標値 (ボーダーライン) を対象者と決め，その値を超えたら再相談を申し込むよう伝え，対象者にもわかるように糖尿病/血圧手帳等に記録しておく．

プログラムにおいては，面談は2か月以上の間隔を空けないように設定する．長くない間隔で刺激があることで行動変容を継続しやすくし，順調に実践している行動をほめることができるため，よい行動をさらに強化し，取り組みが順調でない場合でも早い対応が可能となる利点がある．そのため面談を2か月以上空けない設定が望ましいが，電話でのフォローでもよい．せっかく取り組みかけたことを定着させていくためには継続的なフォローが必須で，1回のみの面談にならないプログラムが成果を導く重要なポイントになる．

■ 1.3.4 運動・喫煙・服薬・受診勧奨などの考え方

運 動

運動をすることが食事の改善と相まって血糖コントロールに有効であることは誰もが知っている

ことであるが，日常の中で運動を取り入れることは難しいことが多い。実際には，運動のみで減量したり血糖コントロールをしたりすることは相当の努力が必要で，長続きしない場合も多い。また，食事の改善だけでも十分な実行が難しいところ，そこに運動の目標も入れるとどちらもできなくなることをよく経験した。一方で，食事による改善で成果を実感した上で運動の目標を追加した方が実行しやすく，食事の改善と共に自ら運動を取り入れる場合も見受けられることから，SILE では必ずしも初回から運動の目標設定をしない。継続した教育ができるからこそ対象者の次への改善意欲が高まることを待つことができる。

運動には生活の中で身体活動をアップすることも含まれ，その効果は血糖コントロールのみならず，消費エネルギー量の増加や代謝改善につながり，食事改善の効果を増大させる効果も認められる。血糖コントロールと運動の関連では，運動する時間帯は食前・食後どちらでも効果はあり，体脂肪の燃焼に関わる有酸素運動・無酸素運動のどちらでも有効であるというエビデンスが示されている。運動の効果は「血糖が改善される」だけのエビデンスにとらわれず，運動により，どこまでリスクを軽減・回避できるのかという検討も加え，対象者の生活をよく思いやり，実生活の中で実際にできる工夫を真剣に一緒に考えることが継続性の秘訣となる。

喫 煙

喫煙の弊害は糖尿病に限らず，最も健康を脅かす強いエビデンスが多数存在する。しかしながら，喫煙者にとって禁煙は困難を伴い，「禁煙の意志なし」とする対象者も少なくない。禁煙・節煙は飲酒や菓子類と同様に対象者の嗜好に関わる領域であり，また，喫煙本数 0 本か 1 本以上で喫煙の健康に対するリスクが規定されるため，ライフスタイル改善でも一番難しい部分であろう。

支援者単独での禁煙支援を行うよりも，より受けやすくなった禁煙プログラムの情報を活用することが賢明であろう。一般診療所での禁煙支援プログラムの提供は増加傾向であり，また，ニコチンパッチでの治療以外にも服薬による禁煙支援もある。禁煙希望者に限らず，ライフスタイル改善の必須の要素として，禁煙支援サービスの情報提供は行う方がよい。

服 薬

血糖コントロールや降圧剤，脂質代謝改善薬等，服薬をしている人は少なくないが，飲み忘れなくきちんと服薬している割合は意外と少ないという調査結果もある。服薬状況を把握することも重要である。特に血糖コントロールの薬は服薬条件に合わないと効果が発揮できないため，必要に応じて，服薬の遵守を行動目標に挙げる場合もありうる。「服薬していればコントロールは良好に保つことができる」と思っている人も少なくない。服薬と併せてライフスタイル改善が健康上のリスク回避につながることをはっきりと説明すると，対象者も服薬だけに頼ることはできないことを理解できる。これも重要な情報提供の 1 つである。

受診勧奨

糖尿病性網膜症の発症は糖尿病の罹患期間に関連し，いつ糖尿病が発症したかもわからない方も多いことから，血糖コンロールのための SLIE では，もれなくアセスメントで眼科受診の有無を把握している。未受診の場合には受診を行動目標に挙げて，早い時期からの眼科受診が必要とされている。また，糖尿病は罹患期間が長くなると，自律神経失調や皮膚疾患，歯周病，精神的不調等を発症しやすく，その訴えも聞くことが多い。これらの疾患についても主治医と相談して専門科の受診勧奨を行うことが重要である。

○事例　A子さん(糖尿病)

- 59歳女性　　主婦　　診療所で定期受診をしている

【検診時データ】
　　身長 158 cm　　体重 65.4 kg　　BMI 26.2 kg/m^2　　血圧 142/87 mmHg
　　空腹時血糖値 98 mg/dl　　HbA1c 6.8%　　中性脂肪 153 mg/dl　　服薬なし

6年くらい前に受けた人間ドックでHbA1c値が高く，受診勧奨されたが，忙しくて受診せず放置していた。今年に入り，市の健診を受けたところ，HbA1c値が高く，糖尿病と診断されて3か月。何かしなければと思っているが，栄養相談を進められても忙しいからと断っていた。このままのHbA1c値が続けば服薬も検討と言われ，真剣に生活改善をした方がよいと思い，栄養相談を初めて受けた。日中は在宅で，買い物は週3回程度。フィットネスジムに週3～4回行く，とA子さんは早口で話し始めた。

○ Step 1　信頼関係を築き，「実現したい」を明確にする

A子さんの話から，
① 健康意識は高い (フィットネスジムに頻繁に行っていることから)
② 肥満を気にしている様子である (フィットネスジムに行き始めた理由？)
③ 糖尿病のことはどこまで知っているかわからない (診断されて3か月，また，話の様子からそれほど深刻さが感じられないことから)
④ 服薬するのはいやだと思っている (断っていた栄養相談を受けにきたことから)
⑤ 栄養相談には期待している (栄養相談を受ければ服薬しなくてもよいのではないかと思っているかもしれない，あるいはこの機会にやせられるのではと思っているかもしれない)
⑥ 忙しいのはフィットネスジムに頻繁に行っていることも一因かもしれない
⑦ 料理はする方？ (買い物に週3回行くことから，購入した食材は一生懸命使うのだろう)

など，いろいろな経緯や想いがうかがわれる。栄養相談に来たからには，生活を何か変えようとする気持ちはあるようである。定期的に健康診断を受診しない状況で今日に至っている。「6年くらい前」という話は意外ともっと前のことかもしれず，糖尿病と診断されたのは3か月前でも耐糖能異常はもっと以前からあったかもしれない。眼科受診は主治医から言われていたが未受診とのことなので，眼科の受診勧奨をまず行うことが糖尿病を自分のことと思ってもらうきっかけにもなるかもしれない。

　資料A-2を見ながらアセスメントを行ってみよう。BMIが26.2であることから，本来の推定エネルギー必要量に比べて日常的なエネルギー摂取量は「過剰」である。減量が必要な対象である。ここ1か月の体重変動はなし。

「介入方針」の決定と対象者への同意

　6か月後に叶えたいA子さんの「実現したい」を見てみよう。BMI26.4から肥満であり，本人も自覚していて減量したいと思っていた。本人の「実現したい」のひとつは「減量」ということで支援者も同意できる。しかし，希望している減量目標は6か月間で-5kgであったため，A子さんに

は現在よりも食事量をかなり抑え，運動も今のジム通いにプラスして行うことができれば実現する可能性があることを説明した．A 子さんはかなりの努力が必要だとわかり，「それはとても無理．できる範囲は −3 kg である」と話し，さらに減量をめざしたい場合には本プログラムを継続するということになった．HbA1c 値も 6.5％未満が望ましいと主治医から言われたため，HbA1c 値も 6.5％未満にしたいと意欲的である．よって，6 か月後の介入方針は「3 kg の減量，HbA1c 値を 6.4％以下にする．」となった．これで支援者も異論はない．

◯ Step 2　「実現したい」につながる改善点を把握する

身体活動や食事のアセスメントをしてみよう．食事時刻は朝食 7:30，昼食 14:30，夕食 20:00，起床は 6:00，就寝は 23:30 であった．日常的な食事の把握では，通常「普段，どのような食事をしているか教えてください」と質問しても，昨日食べた食事を思い出して答えることが多いので，「いつもそうですか？」と確かめながらアセスメントを行った方がよい．ところで，A 子さんは日常的に 1 食に何をどのくらい食べたらよいのだろうか．1 日では何をどのくらい食べたらよいのだろうか．

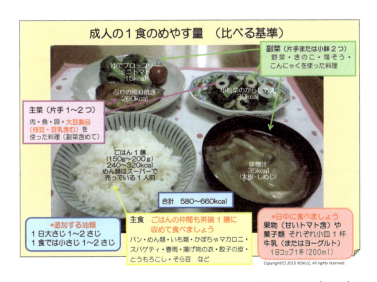

- A 子さんの 1 食の適正な食事量は左記のフリップでの「主食」でごはん 1 膳（身長は 158 cm で低すぎではない），めん類は糖尿病食品交換表でいう 3〜4 単位，「主菜」は片手のひら 2 つもあれば十分（副菜も含めて）．
- 「副菜」は片手のひら 2 つ分（または小鉢 2 つ）あればなおよい．
- 付加する油脂類はティスプーンで 1〜2 杯程度．
- 1 日の中で「乳製品」は 1 杯，「果物」は小皿 1 枚程度あればなおよい．
- 「菓子類」は 1 日で小皿 1 杯程度あれば午後のお茶もおいしく楽しめる．
- アセスメントは，これらを「適正範囲」と考え，摂取量を把握して比べていく．

● 図 6　（再掲）フリップ：1 食のめやす量

著者らのアセスメント時の思考内容を以下に示す．思考の視点やポイントも加えた．

食事アセスメントの実際と思考内容

食事アセスメントの実際と思考内容

朝食は7:30	
ごはん 女性茶碗1膳	←写真と比べて確認、他の糖分と合わせると適量内か
納豆 1パック ねぎ、じゃこ、白ごま たれは半分使用	←納豆の中身を聞くより、毎日食べるか 平均的に1食で主菜1つ分にカウントできるか、この時はたまたま食べた
夕べの残り物 肉じゃが 小鉢1杯	←量は主菜1つ分を満たすか、残り物を食べる時には主菜1つ分になるか
きゅうり浅漬け 2切れ	←（血圧も改善したい方なので）漬物や塩辛い物は1日何回食べるか（塩辛い物を例示してから聞く）
ヨーグルト 大さじ3 バナナ1本 はちみつ 小さじ2 コーヒー 砂糖 小さじ1	←毎朝食べる習慣か　　　　　[助言はしない] （ついでに）牛乳は飲むか（就寝前に1杯） ←ヨーグルトに入れている果物、糖分は目安量以内か ←砂糖はいつも入れるか

- 食事量は重要であり、フリップやフードモデルを用いて把握した方がよい。
- 「納豆を食べた。」と答えたら、「いつもそうですか？」と確認することが大事。
- 「夕べの残り物」には「主菜」となるものが少ない。1食に「主菜」が片手のひら1つ分はあると、「主食」だけよりも食後血糖値は抑制される。特に1日の始まりの食事は血糖値が上昇しやすいため、「主菜」の量はきちんと把握したいところである。
- 就寝前の牛乳は何か言いたくなるが、ここではアセスメントに徹し、助言はしない。

昼食は14:30	←食事時刻が空く理由を聞く。 週に何回か？ （ジムから帰宅後に昼食、週3〜4回）
和風きのこパスタ パスタ1束、ロースハム2枚 エリンギ、しめじ、しいたけ バターすこし、大葉	←めん類の頻度が多い場合は1回量や主菜に相当するものがあるか聞く。 パスタは週1〜2回、他はうどんやそば（乾めん）が2〜3回、いつも量は多めにゆでる ←バター少々は小さじにしてどのくらい？ 「小さじ2〜3」を少しだと認識している いつも昼食に使う油は小さじ1、2に収まっているか？
ポテトサラダ（市販）小1つ	←ポテトやマカロニ、春雨サラダ（炭水化物が多いサラダはごはんの仲間と考えた方が無難） これらのサラダを買いがち（週に3〜4回）

- 昼食の間が開きすぎている。なぜだろう。理由を把握する。
- パスタはめん類の中でも食べ過ぎてしまいがち。パスタは一束ゆでるのか（それだけでも5単位分）、適当に袋から出してゆでるのか、冷凍パスタなのか、味付けの詳細を聞くよりも主食量として把握することが大事。乾めんは多めにゆでる傾向にあり、昼食の「主食」は過剰となっている。
- 使う油は「小さじで何杯？」と対象者も評価できる単位でアセスメントする。対象者の「少し」とこちらの「少し」にはかなり違いがある。A子さんの1日の付加油脂量はおよそ大さじ1〜2で十分であり、減量したい場合は大さじ1程度に留めたいところ、1食でそれを上回っている。

トマトジュース 1缶	←いつも飲むか？箱で購入している ←「時間が空くとお腹がすいてしまうから、たくさん食べたくなりますよね。」と同調しておく
間食は16:00 せんべい中2枚、チョコ3切	←毎日か？菓子類（和でも洋でも）果物、ナッツ類等、間食や食事（後）で食べる糖分が多い食品は小皿1杯に収まっているか
コーヒー	←聞かなくても朝食で砂糖入りと推定できる（聞かなくてもよい、昼食の糖質量オーバーは主食＋ポテサラ、トマトジュース、しかも日常的（週3日以上）で明白であるため

- ジムに行く日の昼食はいつも遅い。参加したいプログラムがお昼にあるためとのこと。
- トマトジュースも健康によいと箱で購入しているとのこと。
- ジムの日は朝食から昼食までが開きすぎているためお腹がすいてたくさん食べたくなる。
- 間食のアセスメントは和菓子であれ、洋菓子であれ、小皿1杯に留まっていれば十分であり、嗜好品も楽しめる。間食の中身より1回の摂取量が重要。
- 甘いか辛いかでなく糖質量で考える。食後血糖上昇の差よりも、それがどれだけHbA1c値に反映されるかという視点が必要。

1.3 血糖コントロールのための SILE の実施手順

食事内容	アセスメントの視点
夕食は20:00	←「変えられない」この意向を尊重
豚肉の生姜焼き 　ロース2枚 　キャベツ3つまみ 　トマト　マヨネーズ小さじ1	←片手のひら1つ分に収まるか？ 　豚肉は薄切り？とんかつ用？ 　実はしょうが焼き用（2枚は適量） 　主菜は肉と魚は週で半々であると。 ←キャベツやトマトの量（トマトは糖分が多いので小皿1杯になるか？） 　1食に小鉢2つ分の野菜があるか？
煮物 　さつま揚げ3切れ、大根、 　人参	←煮物はよく作るか？ 　主菜に相当する食品はいつも入れるかぼちゃや芋の煮物もよく作る 　多めに作った煮物は数回に食べているのかも？ 　なお、煮物の砂糖は問題視しなくてよい。食事中の血糖は1人分の煮物の通常の砂糖の量では食後血糖値にほぼ影響なし。

- 夕食は家族揃って食べたい、これは譲りたくないらしい。その意向を叶えながら血糖コントロールができてこそプロ！
- A 子さんの主菜の適量は 1 食で片手のひら 1 ～2 つ分もあれば十分。
- 左のメニューでは、副菜に入る主菜の食材も含めると片手のひら 2 つ分以上。日常的な視点で聞くには、別の日のメニューを聞くよりもフリップなどを見せて、「主菜」の区別を示し、それらの食材が「夕食にいつも（平均して）、片手のひら 2 つ分以内になっていますか？」と聞く方がよい。肉、魚、卵、大豆製品などの主菜は多すぎると翌朝の空腹時血糖値を押し上げてしまう。

食事内容	アセスメントの視点
サラダ 　レタス、パプリカ、きゅうり 　ゆで卵（1/2個分） 　ドレッシング大さじ1/2	←主菜に該当する食材の把握やいつものドレッシングは油入りか？1食の油は適量内か？
ごはん　1膳（150g）	←いつもこのくらいか？ 　質問あり：カレーや炊き込みごはんの時には多めになるがよいか？ 　回答：週に2回以上にならなければ、時には主食のオーバーも可 　「たまに」の頻度は週1, 2回と定義づけて伝える
ちりめん　3つまみ	←佃煮や漬物類はいつも食べるか？ 　1日に何回か？
夕食後は食べないようにしている	←言葉にしてほめる

- サラダのトッピングの卵も「主菜」の量に加えて考える。「副菜」に。
- 質問には明快に答える。質問に付随するたくさんの情報提供はいらない。
- 血圧が高めであるので、味付けは外食を基準として自分の味付けが薄いか、その他、1 日の中で塩分の多い食材を食べる頻度の把握を行う。
- アセスメントをしながら、1 つか 2 つ、対象者が行うよい行動について言葉に出してほめるとよい。対象者も自分のよい行動をほめられると心地よく信頼感も増す。話し過ぎる対象者には、「次、いいですか？」で対応しよう。

● 図 10　食事アセスメントの実際と思考内容

A 子さんの 1 日のエネルギー摂取量、生活リズム、食事内容のアセスメント結果は、資料 A-2 の各項目の適正範囲と比べると、以下の項目で偏りがあった。

朝　食

- ■ 主菜摂取量が不足 → 主菜があるときに比べて朝食後血糖値が上昇し過ぎている可能性がある。
- ■ 副菜摂取量が不足 → 主食以外に「主菜」や「副菜」を複合的に食べる方が食後血糖値は抑制されるため、朝食後血糖値の上昇につながっている可能性がある。
- ■ 主食以外の糖質摂取量が過剰 → 主食以外の糖質量が多く（じゃがいも、バナナ、はちみつ、砂糖）、朝食後血糖値の上昇につながっている可能性がある。
- ■ 塩分摂取量が過剰 → 1 食に納豆のたれ、じゃこ、煮物や漬物等、塩分が多い食材が重なっているため、血圧上昇に影響している可能性がある。

昼 食

- ■ 朝食と昼食の食事間隔が長すぎる → ジムの日 (4回/週)。空腹すぎるときの飲食はもっと短い食事間隔のときよりも昼食後血糖値を上昇させている可能性がある。
- ■ 主食の摂取量が過剰 → めん類はごはんよりも多く食べてしまいがちであるが，A子さんの場合も例外ではなかったことから，昼食後血糖値を上昇させている可能性がある。
- ■ 主食以外の糖質摂取量が過剰 → ポテトサラダ，トマトジュース等の分の糖質摂取過剰が食後血糖値を上昇させている可能性がある。
- ■ 主菜摂取量が不足 → 昼食の主菜が日常的に片手のひら1つ分はないため，昼食後血糖値の上昇につながっている可能性がある。
- ■ 副菜摂取量が不足 → 昼食の野菜摂取量が少ないことが昼食後の血糖値の上昇に影響している可能性がある。
- ■ 塩分摂取量が過剰 → めん類は塩分摂取量が多くなり，血圧上昇に影響している可能性がある。

間 食

- ■ 1回の摂取量が過剰 → ジムがある日もない日も，間食は平均小皿2つとなり，夕食前の血糖値上昇に影響がある可能性がある。

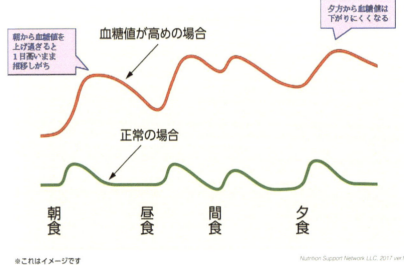

● 図11 フリップ：食事と血糖値の動き

夕　食
- ■ 主菜摂取量が過剰　→　日常的に片手のひら2つ以上ある。多いときは3つ分となり夕食後血糖値の上昇に影響している可能性がある。
- ■ 脂質摂取量が過剰　→　肉類に油脂類が重なっていることから，脂質摂取過剰が夕食後血糖値の上昇に影響している可能性がある。
- ■ 塩分摂取量が過剰　→　目標とする1日の塩分摂取量は女性で7g以下なので (塩分制限はない)，1食で2g以下となると，生姜焼きのほかに煮物，ドレッシング，ちりめんじゃこを含めれば塩分摂取過剰であり，血圧の上昇に影響している可能性がある。

※ 昼食以降，夕食が18～19時頃の場合では「間食が遅すぎる」と考える。適量の間食と言えども，夕食までの時間が開かない場合では，夕食前の血糖値が高めとなるからである。A子さんの場合は夕食が20時頃であるため，昼食から夕食までは食間が開き，この時間での適量の間食は可能となる。

その他
- ■ 糖尿病の基礎知識が乏しい　→　合併症やコントロール目標を知らなかった。

問題点の精査の考え方

ライフスタイル上の問題点がたくさん見つかり，空腹時血糖値が正常範囲内であるにも関わらず血糖コントロールが不良であり，血圧も高くなっている背景が見えてきた。この中から，A子さんの「実現したい」を叶えるための最も優先的に解決したい問題点を選定したい。

A子さんの「実現したい」は「6か月後には体重が−3kg，HbA1c値も6.5％未満になっていたい」ということである。ここでA子さんの身体でどのようなことが起こっているのか，体重や検査値とライフスタイル上の問題点を関連づけて考えるのである。空腹時血糖値は比較的基準値内であるのにHbA1c値が高めになっているということは朝食時以降，食後血糖値が上昇しやすい食べ方になっているときがあるということが推測される。それではどこの食事を改善すればよいだろう。朝食は1日の始まりの食事であるが，朝食後の血糖値を現状よりも上昇させ過ぎない食べ方ができれば，そ

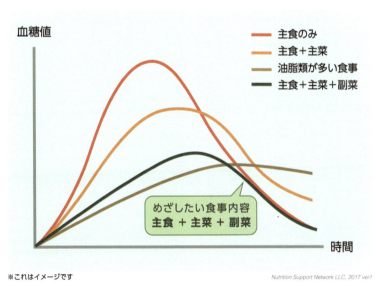

● 図12　フリップ：食事内容による血糖値上昇の違い

れだけで1日の血糖値の上昇・下降曲線は現状よりも下を推移するはずであろう。そのことを考慮すると朝食の食べ方を検討することが賢明であり，簡単そうではないだろうか。この点をA子さんに説明し，最も改善した方がよい問題点は朝食と納得してもらえた。

優先すべき問題点は1つに

さて，それでは朝食のどの問題点を優先的に解決するとよいだろうか。朝食の4つの問題点のうち，食後血糖値に関連しそうな項目は上から3項目であるが，1つに絞り込むことが確実な成果を導くことになる。継続的に支援するのだから，実行することを少なくしておき，順次，改善すべき項目を積み重ねていけばよいのである。支援者によってはここで3つ同時に改善することを促すことも多いのではないだろうか。そこまでいかなくとも，それぞれの項目が及ぼしうる悪い影響を対象者に説明すれば，それは改善を促しているととられても仕方がないものである。ここは支援者が覚悟を決めて1つに絞り込み，その問題解決に全力で取り組む工夫を促すことが重要である。また，優先すべき項目の選定基準は成果が見込めることに加えて，対象者ができるだけ楽に実行できることを重視するとよい。

A子さんの場合に限らず，朝食に「主菜」を食べることはそう難しくはない。「副菜」を食べても食物繊維摂取が食後血糖値を抑制するというエビデンスはあるものの，どのくらいの食物繊維量が有効かというエビデンスを考えると，日常的にたっぷりの野菜（SILEで用いる基準は小鉢2つ分以上）を朝食に食べることが難しいと訴える対象者は少なくない。それならば，最も優先する解決すべき項目は「主菜摂取量の不足」とするという提案でA子さんは納得した。

○ Step 3　成果につながる目標を設定する

A子さんの場合，「朝食に片手のひら1つ分の主菜を食べる」ことを目標にした。この目標はすぐに実行できるとのことだったので，さらに，もう1つ目標を設定したい。次に効果があってA子さんが実行できそうなこととして，ジムから帰ってきた際の昼食に多くの問題点があったことをA子さんは知り，自発的に「ポテトサラダはやめる」と言い出した。そこで，フリップを見せながら主食の仲間となる食品を説明し，具体的な目標として，「昼食に主食のほかに，主食の仲間を加えて食べない（ジムに行く日；週4回）」という目標を設定した。

「障壁」の検討とその対策

A子さんの場合，最優先目標として，「朝食に片手のひら1つ分の主菜を食べる」ことを掲げ，その目標が実行できない「障壁」について尋ねた。その結果，
「毎日，納豆では飽きてしまうかもしれない」
「食べるものはないかもしれない」
「朝は忙しくて準備ができないかもしれない」
という「障壁」が想定された。

その対策として「卵やハム，豆腐も買い置きする」，「前日のうちに準備しておく」，「簡単に食べられる温泉卵を買い置きする」等の対策が立てられた。

○ Step 4　目標の実行率を高める

A子さんは，提示した資料を自ら携帯電話で写真に撮り，自宅でも見るようにすると意欲が芽生えていた。

○ Step 5　目標の達成状況を見極める

2回目以降の取り組みについて

行動変容と改善した結果を関連づける

2回目の面談では，A子さんはどちらの目標もほぼ毎日実行でき，体重は 1.2 kg の減量を実現，HbA1c 値も 6.4％に改善した。初回面談のアセスメントから，野菜摂取量が不足していることに気づき，ポテトやマカロニのサラダを野菜サラダに変え，野菜を食べることを意識し始めてくれていた。朝食に主菜を必ず食べるようになったことで朝食後の血糖値上昇が以前よりも低くなっている可能性があり，また昼食の糖質摂取量が減ったことで昼食後血糖値の上昇も以前よりは高くならなくなった可能性がある。こうした点が HbA1c の改善に結びついたと思われる。

上位目標の設定

引き続き減量に取り組むことに加えて，次の問題点としてジムに行く日の昼食時刻が遅くなることの改善を検討すべきであろう。前にも述べた通り，生活リズム，特に食事間隔は血糖コントロールに重要で，朝食から昼食まで食間が空きすぎること，昼食 (間食も含め) から夕食までの時間が短いことは大きな問題である。しかも週に 4 日もあるとなると，健康のために行くジムも弊害となってしまうことになる。参加したいプログラムが昼に集中するとのことであるが，よりよい血糖コントロールのためにはこの食事リズムの改善は必須であろう。血糖コントロールを乱している根拠を説明し，生活の中で A 子さんの意向を汲みながら，昼食をもう少し早く食べられるような行動目標の設定が必要である。

さらに，中性脂肪値や血圧に関連する解決すべき問題点の検討を行うことも必要である。中性脂肪は 1 日の主食摂取量や油脂摂取量，果物や菓子類の調整のほか，夕食のウエイト (エネルギー源は主食，主菜，油脂類) を軽くすることで改善されることが多い。

また，A 子さんの場合はたくさん問題があるが，成果が伴うことで次の期待をもたらし，1 つずつ取り組んでいける人である。1 つずつでもよい行動が身についていけばよいので，それには自分で気づき，自分で考える機会と時間が必要である。

○ Step 6　「実現したい」の達成状況を確認する

6 か月目に当初，考えた「実現したい」が達成されたかどうか評価する。支援を終了する場合には，今後のコントロール目標値を明確にし，「ボーダーライン」を共有する。先に述べたように，再び血糖コントロールが悪化した場合等を想定し，このような対象者の状況にいつでも対応できる体制を整えておくことが重要である。

1.4　メタボリックシンドローム改善への利用

1.4.1　メタボリックシンドロームのための「生活・食事ポイントチェック」の活用

特定保健指導事業での保健指導プログラムは，対象者の保健指導の必要性に応じて「情報提供」，「動機づけ支援」，「積極的支援」に区分されるが，著者らが効果を実証できたプログラムは SILE をベースにした「積極的支援」に対応するプログラムである (図 13．特定保健指導：積極的支援プロ

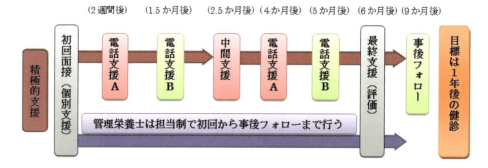

●図13　特定保健指導 積極的支援プログラム

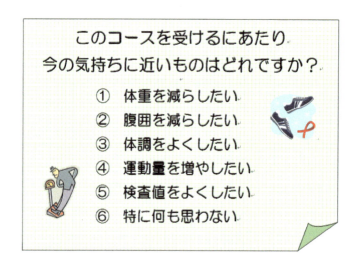

●図14　フリップ：このコースを受けるにあたり今の気持ちに近いものはどれですか？

グラム）。

　プログラムでは，初回面談の実施前に「意識・行動に関するステージチェック（資料B–3）」と，初回面談時に図14のようなフリップ（「このコースを受けるにあたり」）を用いて，生活改善に関する意欲や取り組みの準備を確認する。最終支援（評価時）にも「意識・行動に関するステージチェック」を行い，変化を把握する。

　初回面談では，「生活・食事のポイントチェック（資料B–4）」を用いて改善すべき問題点を把握し，その中から，減量やリスクの軽減・回避を実現するために解決したい優先的問題点の選定を行う。そして，優先的問題点を解決するための行動目標は「量」や「頻度」を入れて，「これからの目標と計画（資料B–5）」に具体的に一文で書く。支援の進行状況は「アセスメント・記録票（資料B–1, B–2）」に支援ごとに体重や腹囲を記入する。

1.4 メタボリックシンドローム改善への利用 —— 33

○ 事例　B男さん　(特定保健指導　*積極的支援)

● 61歳・男性・電気店3代目

【健診時データ】
　身長 172 cm　体重 74.5 kg　BMI 25.2 kg/m²　腹囲 86 cm
　血圧 137/89 mmHg　中性脂肪 189 mg/dl　空腹時血糖値 105 mg/dl
　HbA1c 6.4%　喫煙あり　　＊"メタボ"のリスクは赤い文字

開口一番,「若い頃から体重は70kg以上で大きな変化はなく,検査値が悪かったのは健診日付近は夜の会合が続いたからだ。86歳の父親は糖尿病だが元気だし,遺伝だから血糖値が高めなことは仕方ないと思っている」と本人。

○ Step 1　信頼関係を築き,「実現したい」を明確にする

開口一番の会話から,

① 自分の体重や父親の病気を認識していることから,健康に全く関心がないわけではない
② 悪い食生活と検査値には関係があることを思っている
③ ライフスタイル改善をした方がよいとは思っていない
④ 自分の健康上の立ち位置 (リスクが多数で最も脳心疾患の発症リスクが高い状態にあること) を理解していない
⑤ メタボリックシンドロームについて理解していない

など,いろいろな思いや知識の多少が推測される。さらに面談に来たということは何らかの不安や期待を持っている可能性が高いということである。こちらからたくさんの質問をするよりも,対象者の話から,上記のようなことを推し計り,不明な点や意識づけたいことについて質問をする方がよい。

支援者	お父様は86歳でもお元気で何よりですね。お父様はきっとよい血糖コントロールでお年を重ねて来られたのですね。	← 糖尿病でも元気に年を重ねることができたことには理由があることを認識してもらう。
B男さん	腹まわりが昔より出てきたことは気になってるよ。	← 自身のことに意識を持ってもらう。
支援者	では,一緒に解決できるよう,このプログラムを進めていきませんか?(フリップ (図14) を見てもらいながら) このコースを受けるにあたり,今の気持ちに近いものはどれですか?	← 「実現したい」を意識化,言語化し動機づけを強化。
B男さん	強いて言えば①(体重を減らしたい) かな。 (支援者:やっぱり...,若い頃から増えていると本当は思っているのかも!)	
支援者	20歳頃の体重はどのくらいでしたか?	← 「変化があった」ことを意識化。

B男さん	70 kg ジャストだったよ。	
支援者	そうですか，今よりも 4.5 kg は少なかったのですね。	
B男さん	そうだな，体重はやっぱり増えたんだ。	← メタボリックシンドロームの詳細より，B男さんの年々悪化している検査値や基準値を越えた項目の重なりを意識してもらう。
支援者	この機会に少し体重を戻しませんか？(メタボリックシンドロームについて簡単に説明し，対象者の健康上の立ち位置を伝えた上で「この機会に気になっていることを解決しませんか？」と促す。) 2 kg 減らせると腹囲も 2 cm 減って「脱メタボ！」です。「要治療」の範囲になってしまっている中性脂肪値も同時に改善できる可能性が高いです。どのくらい戻したいですか？	← 体重を減らすと腹囲も減り，わずかの改善で「脱メタボ！」が実現することを伝え，ハードルは低いことを強調する。 内臓脂肪が減れば中性脂肪も減ることを知っていれば，一石二鳥の改善ができることを提案できる。
B男さん	3 kg くらいだな。(この機にやせようかな？) (支援者：やった！介入方針は「3 kg の減量と中性脂肪値の改善」だわ！)	

Step 1 では「信頼関係を築き，対象者の「実現したい」を明確にする」であるが，この事例では対象者が体重を減量する意思がないことや検査結果に不満があったことについてすぐに反論せず，客観的な対応と対象者の気持ちを汲もうとすることが信頼につながった。あくまでも対象者を中心におき，対象者に寄り添う支援者の対応は対象者にとって心地よいものである。対象者が認識してい

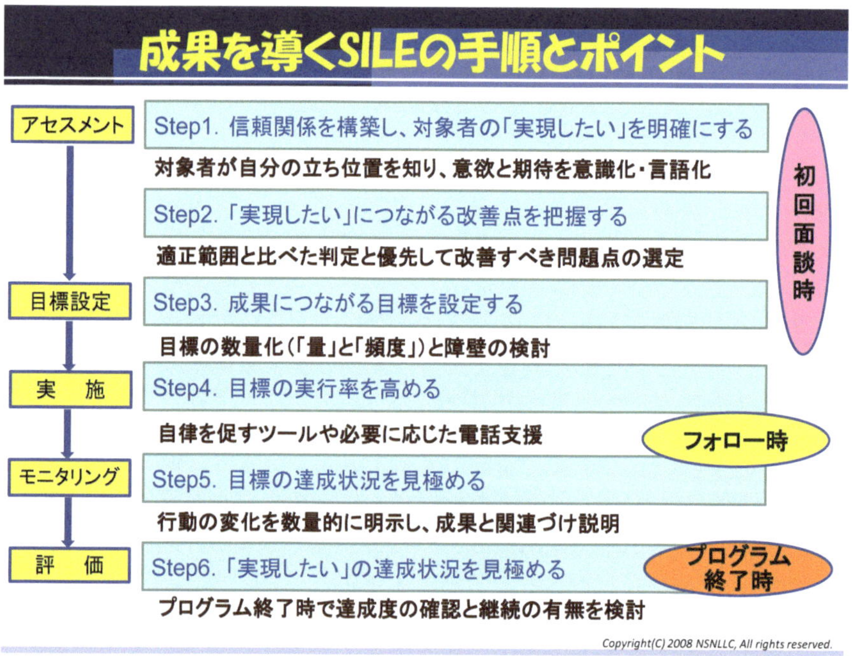

● 図2 (再掲) 成果を導く SILE の手順とポイント

1.4 メタボリックシンドローム改善への利用 —— 35

ないことが問題であり，また，それは解決の糸口になることが多いため，メタボリックシンドロームの詳細を説明するよりも，自身の体重や検査値などについて過去と今を比べてもらうだけで動機づけが強化される。

○ Step 2 「実現したい」につながる改善点を把握する

ライフスタイルの要素は多数あるが，「生活・食事ポイントチェック」は本来あるべき姿（望ましいライフスタイル）からどこが偏っているかを明確にすることができるアセスメントである。すべての項目であるべき姿（各項目の目安量や頻度が基準になっている）にすることは難しいが，「実現したい」を叶えるために最も解決すべき項目を見つけることができると，効率的であり効果的な目

● 図15 B男さんの「生活・食事ポイントチェック」の結果

標設定が可能となる。対象者に普段何気なく食べている食事について，主食，主菜，副菜を区別し，料理には油が入っていること，ちょうどよい量や自分が食べ過ぎている項目等に気づいてもらうことがライフスタイル改善の第一歩であろう。

「生活・食事ポイントチェック」は30分の初回面談のうち10分以内で行うことが望ましい。円滑にアセスメントを進めるコツは，各項目の目安量や頻度に対して「Yes」，「No」のどちらかで答えてもらうことである。「Yes」には○印を，「No」になった項目には★印をつける（×をつけるよりよい）。迷っている場合は「No」とし，「課題としてチェックをつけておきましょう」と先に進める。この思い切りがコツ。迷っていることは認識していないことや，定着していないことだからである。

対象者が項目に関していろいろ補足を加えたり違う話題になりそうなときには「次，いいですか？」と次の項目に進み，次々に聞いていく。ただし，その際に支援者はアセスメントにありがちな過小評価にならないように，具体的にフリップやフードモデルを見てもらったり，「片手のひら」を差し出して量を想像してもらったり，対象者が実感しやすいように聞き取ることが肝要である。

★がついた項目のうち，「実現したい」＝介入方針と最も関連がありそうな項目にマーカーで色をつけると，目立って対象者にも意識づけしやすい。

支援者	週に1回でも運動をしていることは，とてもよいですね。ポイントチェックの中で体重を減らすことに大きく関わる項目は11番と12番です。夕食はお子さん達中心で肉類や炒め物が多いとのことですが，ほぼ毎日食べる夕食の野菜サラダにもオイルドレッシングやマヨネーズをかけるとなると夕食には油の使用が何か所にもなっているようです。	← アセスメントしながら，よい行動をほめる。「週1回でもほめる」支援者のほめる基準が高すぎないことも重要。 ← 問題点ははじめに明確に伝えることで印象づけると，何をすればよいかを考えるきっかけになる。
B男さん	中性脂肪って言うからには，油をとり過ぎると中性脂肪が貯まってくるのかい？	
支援者	そうなんです。油のほか，ごはんでもおかずでもその時の自分に合った量を食べないと，余った分は中性脂肪になって内臓のまわりや血液の中まであふれてきてしまいます。夕食後は日中に比べて活動量が少なくなるので，はけていかない分は中性脂肪として身体に貯まりやすいです。	← 質問に必ずわかりやすく回答する。
B男さん	油に気をつければ体重や中性脂肪は減るってこと？	
支援者	そうです。さらに，昼食もコンビニの油が多いメニューが週に4回にもなっているので，そのようなお弁当は週に1，2回にするだけでも違いが出てきます。	← 聞かれたことには単純明快に答える。「スマッシュを返す」（著者らの合言葉）より期待感を持たせてもよい。ただし，その際には確実にやってもらうことが必須。
B男さん	じゃあ，それをやれば確実ってことだ！	
支援者	そうです。B男さんは当面，油がどの料理に入っているか意識して，これから考える行動目標を実行すればよいだけです。	

B男さん	運動が大事って言うけど，そんなに暇がないし，本当は運動もした方がいいんだろう？	← 意欲が出てくると，もう少し上をめざしたくなるが，行動目標にするには本人の「できる！」という確信が必要である。支援者は安易に行動目標を加えていかないことも成果を出す秘訣。
支援者	油を気をつけることに加えて，運動もする，ということはできそうですか？	
B男さん	う〜ん，できるかなぁ…。	
支援者	ご自分で「できる！」と思うことをまずしっかりやりませんか？ジムに行かない週末もあるとのことなので，ジムだけは毎週行くと決めるとか！	← 減量や中性脂肪値改善に対してはこの運動量の効果よりも油の摂取量の減量の方が効果が大きい。効果的なことは頻度が多いほど成果につながる。
B男さん	よし，それならできるさ！	

B男さんの「生活・食事ポイントチェック」(図15) の結果では，B男さんの問題点として以下のようなことが挙げられた。

① 積極的な運動が不足 (2番)
② 夕食が朝食や昼食に比べて重い；朝食や昼食の品数より夕食の品数のほうが多い (5番)
③ 夕食の主菜が過剰；日常的に片手のひら3つ分 (7番)
④ 1日のうち野菜料理を食べる頻度が不足 (8番)
⑤ 1日の野菜摂取量が不足 (9番)
⑥ 夕食で油が多い料理の頻度が過剰；肉料理や炒め物 (10番)
⑦ 夕食に油を使った料理が2品以上ある；肉類や炒め物に加えてドレッシング，マヨネーズ，ごまあえ等 (11番)
⑧ 昼食で油の多い弁当を購入する頻度が過剰 (12番)
⑨ 1日のアルコール摂取量が過剰；週に3日ほどの晩酌 (ビール500 ml，焼酎2〜3杯) や週に2〜3日ほど商店街の仲間と飲む。(飲酒量はいつも覚えていない。) (19番)
⑩ 1日で塩分の多い食品の摂取過剰；漬物1日3回，梅干しや佃煮は1日2回 (20番)
⑪ 昼食の主食摂取量が過剰；コンビニ弁当は週に4回程度で主食量は茶碗2膳分：200 g程度より多いが，残さず食べる (21番)

これだけたくさんの問題点が挙げられた。多くの人がたくさんの「適正範囲」から外れる問題点を抱えている。「これをすべて解決し，理想的なライフスタイルに改善できたとして，メタボリックシンドロームや糖尿病，ひいては動脈硬化性疾患のリスクから完全に逃れられるか」という問いがライフスタイル改善の支援には必要である。この中から，エビデンスに基づき，どのリスクを優先的に減らすのか，そのリスクとその人にとってどんな偏ったライフスタイルが深く関連していると思われるのか，という支援者としての自問自答が必ず必要である。

B男さんの場合は，減量と中性脂肪値の改善を「実現したい」のであり，脂質はエネルギー量も多く，

中性脂肪との関連も強いことから,「脂質摂取量を調整する」ということになった。そこで⑦と⑧を優先的な解決すべき問題点として選定し,「生活・食事生活ポイントチェック」に黄色いマーカーをつけて示した(図15の11・12番)。④⑤の野菜摂取や⑨アルコール摂取,⑩塩分摂取に関する問題も確かにあるが,どれが最も効果的に成果に結びつくかを考えなければならない。さらに,対象者にとって,どれが納得して快く取り組むことができるのか,という視点も忘れてはならない。飲酒を楽しみにしている場合,その問題から取り組むより,別のことで成果を導いてから取り組んだ方が成功率は高い。健康に対する意識が高まれば,自ら飲酒量を考える場合も多々ある。「自ら考えて選択する力」を引き出す支援がエンパワーメントである。

また,項目を精査したことによって,支援者はリスクに関連するライフスタイルを効率的に絞り込んで情報を把握でき,それらに関連する対象者からの発言にある情報のみで十分,問題点を把握できるものである。アセスメント結果はもれなく活用し,「実現したい」に直結していて優先的に解決すべき問題点を限定する。

◯ Step 3 　成果につながる目標を設定する

支援者	では,6か月後には−3kg,次の健診では中性脂肪値も改善していることをめざし,向こう1か月間の行動目標を考えましょう。B男さんは「油に気をつける」ということになったのですが,料理でどこに油が使われているか,ご自分でかわかると思いますか?	← 行動目標を決める前に,油(脂)を認識できるか確認。
B男さん	揚げ物はわかるよ,ドレッシング,マヨネーズ。	
支援者	そうです,B男さんは油を見分けることができますね。あと,惣菜やお弁当でもつやつやしていたり,お肉などに白い塊がある場合も油(脂)ですので,気をつけて見てください。 どんな目標にしましょうか?	← 料理をしない男性には生活の中で見分ける方法をわかりやすく伝える。
B男さん	「油に気をつける」かな?	
支援者	いいですね!もう少し具体的に考えると,「どの食事で,何をどのくらい」,と考えてみましょうか。	← より具体的にいつ,どのくらい,頻度などを明確にすると,その行動に移りやすい。
B男さん	昼のコンビニ弁当を油っぽい弁当にしないようにする。	
支援者	「昼食で油の少ないメニューを選んで食べる」でどうでしょうか。週に4,5日はコンビニを利用することになるのですが,毎日あっさりしたメニューでよいですか?	← 実行できるか否かを聞くと,より自分のこととして意識づけられる。
B男さん	う〜ん,1日くらいはこってり系でもいいだろうか。	

支援者	いいですよ！週のうち5日，今まで油っぽいメニューだったのが，週1日になるのですから，大いに成果は得られそうですね。では，行動目標は「昼食で油の少ないメニューを選んで食べる；週に4日」としましょう（「これからの目標と計画」に記入する）。 その他にできそうなことはありますか？	←Yes, Noをはっきりという，現状からどのくらい変化するのか数字や頻度を入れて説明すると，対象者は情報を整理できる。ただし，支援者はその根拠をしっかり持っていることが必須。 ←成果を強化するための「できる力」を引き出す。
B男さん	もう1つくらいやると，もっと確実だろうか。	
支援者	これは私からの提案ですが，夜は活動量も減って食べたものは日中より身体に貯まりがちなので，夕食の油のとり方を改善できると大きな違いが出てくると思います。夕食でできそうなことはありますか？	
B男さん	ドレッシングやマヨネーズをやめるとか。少ししかかけていないけどね。	←対象者の「少し」をうのみにしない方がよい。油は油，と割り切った方が対象者もわかりやすい。
支援者	油の「少し」とはティスプーン1〜2くらいですが，どうですか？	←「少し」の定義を明確にしておくことで以降，認識や行動さえも変わることがある。
B男さん	いや，ティスプーンにしたら3〜4はあるんじゃない？	
支援者	オイルドレッシングは毎日になると結構な影響があるかもしれません。「夕食のサラダはノンオイルドレッシングを使う」にしますか？サラダは毎日，ノンオイルドレッシングで大丈夫ですか？	←対象者が自ら言ったことでも必ず自信を聞く。生活の中で考えていただくことがより実行に移しやすくなる秘訣。
B男さん	やっぱり，週2回くらいはオイルドレッシングを食べたいよ。	
支援者	では，「夕食のサラダは原則ノンオイルドレッシング；オイルドレッシングは週2回まで」でどうですか？	
B男さん	それなら大丈夫そうだよ。 （「これからの目標と計画」に記入する。）	

B男さんの向こう1か月間の行動目標が決まった。
1）昼食で油の少ないメニューを食べる：週に4日
2）夕食のサラダは原則ノンオイルドレッシング；オイルドレッシングは週2回まで

　行動目標は端的な言葉で一文で書き，文中に数字や頻度を入れるとよい。具体的な数値や頻度を入れることで行動に移しやすくなる。

　人は意欲があって「できる！やろう！」と決意しても支援者の前から離れれば，たくさんの誘惑が待っている。そこで，Step 4では，最も実行してもらいたい行動について「障壁の検討」を行う。
　「障壁」とは，行動目標を実行する際に，それを阻む状況や要因のことである。海外のライフスタ

イル改善プログラムではこの検討が加えられることが多い。

　実行すれば，少なからず成果に結びつく行動目標を設定したのであるから，2つの行動目標のうちどちらでもよいが，より効果的な方を確実に行ってもらう方がよい。それには，この場合，それぞれの目標で週の脂質量がどれだけ減らすことができるか，という検討が必要である。栄養士なら細かい脂質量を計算して，その差を求められるかもしれないが，コンビニ弁当に入っている脂の多いおかずや油の量と大さじ1から2未満のドレッシングの油とを比較して考える程度で十分である。よく食べるコンビニ弁当の追加アセスメントが必要かもしれないが，おかずの多さからいくと，1番目の昼食での障壁の検討を加えた方がよさそうだ。実務では最も効果的な目標を1番目に書くことにしているので，1番目の目標には必ず「障壁の検討」を加えることになっている。

支援者	「昼食で油の少ないメニューを選んで食べる；週に4日」という目標は実行できそうだということになりましたが，確実に行うためできない状況をあらかじめ考えて対策を練りませんか？	←「〜しましょう」というより「〜しませんか？」の方が対象者中心の考え方になる。
B男さん	できない状況かぁ…。行く時間によって売り切れて選ぶ品が少ないときがあるよ。	
支援者	お昼近くの時間帯ですか？	
B男さん	そうだね。お昼近く。じゃあ，朝行くときに買っていくこともあるから，朝のうちに買っていけばいいね。	← 相当，自発的に考えられる事例であるが，必ずしもそうとは限らない。そのようなときには支援者が状況を考え打診するとよい。
支援者	ほかにどんな状況がありますか？	
B男さん	食べたいと思う品がなくて，選べないことがあるかもしれない。そうするとこってり系にいってしまうかも。	
支援者	そうですよね。こってり系はおいしいですものね。近くにお蕎麦屋さんや定食屋さんなどはないですか？	← その人のありのままを肯定した上で，よりよい行動を選べるようにすると対象者も心地よい。
B男さん	あるよ，商店街だもの。そうか，たまに外食でもいいな。	

　行動目標「昼食で油の少ないメニューを食べる；週に4日」を妨げる障壁「売り切れて選ぶ品数が少なくなるかもしれない」に対して，対策は「朝のうちに買っておく」となる。さらに「油の少ないメニューがあっても食べたいと思う品がないかもしれない」という障壁に対して，対策は「商店街の蕎麦屋や定食屋に行く」となる。

　あらかじめ対策を2つか3つ考えておくだけでも，そのよい行動を起こそうとする際に困ったことに遭遇してもよい行動を続けることができるということである。

○ Step 4　目標の実行率を高める

　行動目標の実行率を高めるために，電話支援時に配布したメタボメジャーでの腹囲測定結果を回答してもらった。このような方法により対象者が自らの行動目標の実行を強化することにつながった。

◯ Step 5　目標の達成状況を見極める

Step 5 は 2 回目以降の電話支援 (またはメールその他の支援) で行うが，成果に結びつくと思われた行動目標でも実行頻度が低いと成果に現れにくくなる。SILE では 7 割以上の実行率 (週のうち 5 日程度) をめざしてもらい，血糖コントロールやメタボリックシンドロームのリスク減少の成果を得ている。実務で見ていると，週 3 日でも減量や検査値改善に結びつくこともあるが，確実な成果が得られる実行頻度はやはり 7 割以上である。「決めたことを実行できないことが多い」という対象者には「原則毎日！」と約束する方が実行率は 7 割に近づき，成果を得られやすくなる。ただし，多くの場合，「週 1, 2 日はできない日があってもよい」と伝えると，「できない日があってもよいのだ，せめて 4, 5 日頑張ろう」という気持ちになるということが多々あるので，対象者を見極めて対応してほしい。

Step 5 で行うことは「行動目標の実行程度を評価すること」である。設定した「量」や「頻度」が現状から Step 5 の時点でどうなったのかを伝える。また，「何をした」から「体重が減った」という行動とアウトカムの関連を認識してもらえると，対象者のよい行動の強化になる。

2 週間後の電話支援時

支援者	「昼食で油の少ないメニューを選んで食べる；週に 4 日」という目標は実行できましたか？	←支援者の発言は「教育」であることを意識し，実施してもらいたい行動目標や頻度を繰り返して伝える。初回時以降は「量」と「頻度」の評価と実行頻度の向上に集約される
B 男さん	体重 1.4 kg 減ったよ。週に 4 日はできてるよ。蕎麦屋にもいくことも増えたから，きのこやわかめが入っている蕎麦を食べてるよ。野菜も食べた方がいいんだろう。この前のチェックできのこやわかめも野菜だって聞いたからね。	
支援者	昼食に油の少ないメニューを食べるようになったら，体重が 1.4 kg も減りましたね。腹囲は計っていただけましたか？	←行動と成果を関連づけて伝える。それがこの行動を実行する強化となる。
B 男さん	あぁ，計ったよ。84 cm さ。メタボ脱出だ！	
支援者	すごいですね！ この行動目標は続けられそうですか？では，「夕食のサラダは原則ノンオイルドレッシング；オイルドレッシングは週 2 回まで」はどうですか？	←2 つめの行動目標の評価を行う。
B 男さん	だいたい，できてるよ。家内に目標を伝えたら，いろいろなノンオイルドレッシングを買ってきてくれたよ。かけすぎないようにしてるよ。	
支援者	オイルドレッシングは週 2 回までは実行できていますか？ノンオイルドレッシングは週に 5 回ですか？	←曖昧な評価には数値化できるようアセスメントする。
B 男さん	いや，ノンオイルドレッシングは 3 回くらいかな…。	

	最近，サラダを食べない日も1日くらいあるから。	
支援者	ノンオイルドレッシングを意識してくださるようになったのですね。とてもよいです。では，次回まで，オイルドレッシングを使う回数ももう一度，意識してみませんか？毎日のことなのでわからなくなるかもしれませんが，オイルドレッシングは3日に1回くらい使う，という考え方もよいかもしれません。	← 成果に結びつく行動目標の実行頻度を上げることを促す。ここで曖昧になると，人の意識はさらに遠のいていく。
B男さん	そうだな，体重が減ったから，最近，意識しなくなったかもしれない。やってみるよ。	

Step 5 では，設定した行動目標ができていた場合は，もう1つ上位目標を設定してもよい。その際には「生活・食事ポイントチェック」の★の項目から，次に効果的な優先的に解決したい問題を選定し，それに対する行動目標を設定することが重要である。

また，実行頻度が7割に達していない場合は，どうしたら実行頻度が上がるかを一緒に検討する。初回時のアセスメントで実行頻度を把握しておかないと，どれだけの頻度になったのかを把握することができなくなる。それゆえ数値や頻度でアセスメント，評価をするという習慣が必要なのである。

○ Step 6 　「実現したい」の達成状況を確認する

Step 6 はプログラムの最終評価となり，6か月間の取り組みを見極める。「実現したい」の達成度の評価として，その前段階にある食事や運動の「量」がどう変化したか，行動目標を実行する「頻度」がどう変化したかを数値を入れて評価し，最終的に「実現したい」が達成できたのか，を評価する。

B男さんの場合では，「昼食で油の少ないメニューを選んで食べる；週に4日」は2回目の支援から最終支援まで一貫して実行できていた。しかし，「夕食のサラダは原則ノンオイルドレッシング：オイルドレッシングは週2回まで」については，2回目の支援では，体重が減ったことで安心したのか，当初の心意気は希薄になり，実行率は7割未満だった。その後，電話支援を続けるうちに夕食でのノンオイルドレッシングは週に数回となり，B男さんが夕食時に油に気をつけていることを見た奥様への波及効果で，肉料理や炒め物料理に使用する油の量が減った。さらに，中間面談時には上位目標として「晩酌時にはビール500 mlの他，焼酎は1杯まで」（仲間と飲酒の際は現状のままとした）を加えて，最終支援時には体重は -3.8 kg，腹囲83 cmとなった。支援中の行動目標はわずか2つであった。行動目標を2つに集中させたことで対象者はわずかな努力で済み，納得のいく説明で効果への期待も高まり実行率が上がった。さらに，家族への波及効果や本人のさらなる「できる力」が発揮されたのである。

9か月後のフォロー時には健康診断を受診後だったが，リスクだった項目はすべて基準値内になり，「実現したい」ことであった「3 kg減量し，中性脂肪値を改善する」を実現できた。PSMetSプログラムでは9か月後までのフォローを入れてあるのは，自律して実行できているライフスタイルを確認し，再びうまくいかなくなっている場合には軌道修正するためである。そこまでのフォローができれば1年後の健診までよい状態を維持できる割合は高くなる。

なお，PSMetSプログラムでは，「意識・行動に関するステージチェック（資料B-3）」や「生活・食事ポイントチェック（資料B-4）」は中間面談時および最終支援時にも行うようになっている。

■ 1.4.2 電話とメールを用いた継続支援

　これまでライフスタイル改善の効果の評価を行い、継続支援でも評価を行ってきた上で言えることは、初回面談が成果を決めると言っても過言ではなく、初回面談時にアセスメントを効率的に行い、行動目標の障壁の検討まで行う時間を確保できるかにかかっている。継続支援ではこのことを勘案すると、初回面談で成果に結びつく効果的な行動目標を設定したのであるから、実行頻度が低い場合は、その実行率を高めるための話し合いが必要である。実行率が低くても他の目標を設定する必要はない。実行率を上げるための検討を行うだけである。電話やメールでは評価と実行頻度の向上に徹し、実行頻度が高い場合は、さらにより成果を導くための上位目標を設定する。

　継続支援でも、できている行動については、実行頻度の程度がどのくらいになったのか、その変化を示すことが対象者の励みとなり、取り組んでいる実感をもってもらうことになる。「よい行動をほめる」ことはここでも使うことができる。

1.5 ライフスタイル改善におけるエンパワーメントアプローチ

　糖尿病自己管理教育 (diabetes self-management education/support) は、海外における糖尿病療養支援で定着している考え方で、患者が糖尿病の自己管理のために必要な知識、技能、および能力を獲得することを促進するための支援である [R7]。その方法論のひとつがエンパワーメントアプローチ (empowerment approach) であり、ライフスタイル改善におけるエンパワーメントアプローチは、患者自らが持つ「できる力」を引き出し、健康行動につながるよう促す支援である [R8]。支援者は対象者の知識や技能や持っている情報のほか、新しい取り組みへの意欲等をも全人的に把握し、対象者が自ら自分の問題を認識できるような関わりを持ち、それを解決しようとする力を引き出すことになる。

　糖尿病診療ガイドライン2013年版からこの考え方が提示され、糖尿病診療ガイドライン2016年版では、患者が医療従事者チームと積極的に交流を図り、主体的な意志決定を行うことで臨床成果や健康状態、QOLまでも効率よく改善することをめざすことが明記された。

　エンパワーメントアプローチを行う場合、重要なことは、まず「一緒に解決させていただきます」という伴走者としての姿勢である。さらに、問題を特定し、対象者の気持ちや意向を言語化してもらい、行動目標の設定、取り組み状況の把握、結果の評価という一連のプロセス、まさにSILEに組み込まれている手順を丁寧に進めていくことである。

　確かに支援者、支援組織にとって時間もコストもかかることかもしれない。しかし、対象者自身が潜在的に持っている「できる力」「解決する力」を引き出すプロセス、情報提供や環境整備、寄り添う姿勢、対象者自身のほんの少しの「やる気」、それらがうまく響き合って、対象者の「できる力」が発揮され、自己管理能力が向上する。外からの動機づけはパワーは弱いが、対象者自身の内面から生じた変化は長期に継続されるということもわかっている。

　エンパワーメントアプローチはようやくわが国でもライフスタイル改善に取り入れられ始めている。海外と同じようにわが国でもスタンダードな方法として、ほとんどの支援者が実施できるようになっていくことが期待される。

文献

[R1] Adachi M, Yamaoka K, Watanabe M, et al.: Effects of lifestyle education program for type2 diabetes patients in clinics; a cluster randamized controlled trial. *BMC Public Health*, **13**: 467, 2013.
[R2] 菱田 明, 佐々木敏 (監修):日本人の食事摂取基準 (2015年版), 第一出版, 2014.
[R3] 日本糖尿病学会 (編):糖尿病診療ガイドライン 2016, 南江堂, 2016.
[R4] 山岡和枝, 安達美佐, 渡辺満利子, 丹後俊郎:ライフスタイル改善の実践と評価——生活習慣病発症・重症化の予防に向けて——, 朝倉書店, 2015.
[R5] 細谷憲政:人間栄養の実際——栄養状態と食事——, 日本医療企画, 2008.
[R6] 細谷憲政:人間栄養とレギュラトリーサイエンス, 第一出版, 2010.
[R7] Panagioti M, Richardson G, Small N, et al.: Self management support interventions to reduce health care utilisation without compromising outcomes: a systematic review and meta analysis. *BMC Health Serv Res*, **27**(14): 356, 2014.
[R8] 石井 均:糖尿病エンパワーメント (第2版)——愛すること, おそれること, 成長すること——, 医歯薬出版, 2008.

『SILE』における行動科学の応用

行動科学 (Behavior Science) は, 人の行動を客観的に観察・分析して, その法則性を明らかにしようとする学問であり, 医療においても「行動療法」として活用されている.「健康日本21」では, 個人が健康的な習慣を身につけるために「行動変容 (behavior change)」が重視されている. これまで, よりよい行動を促すためのさまざまな理論やモデルが提唱されている. 以下にその主なものを挙げてみよう.

● **Rosenstock** らの「Health Belief Model」[1]

人が健康に関するよい行動をとるようになるには「自分の健康について現状ではまずい」と思う「危機感」を自覚し, その行動変容による「自分へのメリット」(肥満や検査値が改善する, 気持ちがよい等) が「その行動を実行する際のデメリット」(負担感が強い, 費用が高い, 時間がかかる等) を上回ると信じられる時と考えた.「危機感」に及ぼす要因には「行動のきっかけ」があり, 対象者が持つ健康リスクに関連する他者からの刺激 (リスク回避の推奨や関連情報の提供等) や健康に関して深刻化した事例を目の当たりにすること等がその例である. このモデルから「危機感」の認識やメリットを高める促しや行動を阻む障壁のハードルを下げること,「行動のきっかけ」の仕掛け方等の工夫でより良い方向に行動しやすくなることが示唆される.

● **Prochaska** らの「汎理論的モデル」の「ステージ理論」[2]

人の意志や行動変容は5つの段階 (無関心期, 関心期, 準備期, 実行期, 維持期) の変化があり, その段階は必ずしも直線的に進むものではなく, 後退, 中断する場合もあるとした. よりよい行動変容を促すには, それぞれのステージに応じたアプローチが必要とされる.

● **Bandura** の「自己効力感 self-efficacy:セルフ・エフィカシー)」概念の提唱[3]

「自己効力感」は「自分はその行動をうまく実行できる」という確信であり,「自己効力感」が高いと行動変容やよい行動を維持できる可能性が高くなるとされている. 行動目標を高くし過ぎず, 段階的に設定することで「自分はこれならできる」と思うことができるようなアプローチが効果的であると言われている.

● **Fishbein** らの「合理的行動理論」[4]

人の行動変容には, 行動しようとする「意志」が必要で, その「意志」に影響する要因として本人の行動に対する「態度」(その行動はよい成果に結びつくと信じる気持ちや周りからの期待に沿いたいという気持ち) が考えられている.

● **Ajzen** らの「計画行動理論」[5]

「合理的行動理論」の理論を発展させたもの. これには, 行動変容に影響を及ぼす要因として, 行動する「意志」に加えて, 行動の実行を阻む「障壁」の対応力や自信が加えられ, このバランスによって

行動変容の有無が左右されるというものである。

　これらの理論やモデルはごく一部であるが，医療保健の領域における行動変容のためのプログラムにも行動科学の実践的応用が求められている。『SILE』は，このような行動科学に基づく学習理論を応用し，科学的に実証されたエビデンスと融合させ，糖尿病改善のための効果的ライフスタイル教育法として構築したものである。EBN の観点から適切なアセスメントに基づく動機づけを行い，対象者の意志決定を目標設定に組み入れ，できる力を引き出すエンパワーメントアプローチ法の考え方や具体的なアプローチ方法を標準化した。

　このように対象者の「意志」や「気持ち」，「自己効力感」，「障壁」に対する自信等，どれも対象者に「じっくり問いかけ」，「対象者自身ができることをしっかり考えて意思決定してもらう」ことが，行動変容を促し，確かな成果に繋がると実感している。「行動科学」の理論を学ぶことが，「人」を理解し，「人」はなぜそのような行動をとるのか，とらないのかについて，より理解が深まり実践にも大いに役立つと思われる。

参　考　文　献

1) Rosenstock I M.: The health belief model and nutrition education. *J Can Diet Assoc*, **43**(3): 184–192, 1982:Jul.
2) Prochaska J O., Velicer W F.: The transtheoretical model of health behavior change. *Am J Health Promot*, **12**(1): 38–48, 1997:Sep–Oct.
3) Bandura A.: Self-efficacy, In V S. Ramachaudran (Ed.), *Encyclopedia of Human Behavior* (Vol. 4, pp.71–81), New York: Academic Press. (https://www.uky.edu/~eushe2/Bandura/Bandura1994EHB.pdf)
4) Fishbein M.: A theory of reasoned action: Some applications and implications. *Nebraska Symposium on Motivation*, **27**: 65–116, 1979.
5) Ajzen I.: Nature and operation of attitudes. *Annu Rev Psychol.* **52**: 27–58, 2001.

資料 A-1

アセスメント・記録票

| ID | | 氏名 | | （　）歳 | 主な疾病 | | 服薬 | 【主治医】 |

【基礎資料】
①身長　　　　　　cm
②適正体重　　　　　kg ～　　　　　kg　＊この1か月間の体重変動：無・有 ±(　　　)kg
③身体活動レベル　□低い　□ふつう　□高い　＊日常生活　□在宅　□事務職　□営業職　□その他(　　　)
④推定エネルギー必要量　約(　　　)kcal
⑤既往歴　□(　)年前より健康診断等で(　　　)を指摘された　□(　)年前より(　　　)を発症
　　＊網膜症の有無：あり（□単純　□増殖前　□増殖　□不明）・ なし ・ 不明
　　　眼科受診の有無：あり(　年　月に眼科受診) ・ なし（□眼科受診勧告）

【経過記録】

	コントロール目標	初回時 /	1か月目 /	か月目 /	か月目 /	か月目 /	6か月目 /
体重(kg)							
BMI							
エネルギー摂取量(kcal)	kcal						
たんぱく質摂取量(g)	g						
塩分摂取量(g)	g						
検査年月日		・・	・・	・・	・・	・・	・・
BP (mmHg)	/	/	/	/	/	/	/
FBS (mg/dl)							
HbA1c (%)							
HDL (mg/dl)							
LDL (mg/dl)							
TG (mg/dl)							
ALT (IU/L)							
AST (IU/L)							
γ GPT (IU/L)							
Cr (mg/dl)							

【介入方針】6か月後に改善したい項目：
（このクールの優先すべき項目は2つ程度に）
□減量(　　)kg減　□HbA1c　□空腹時血糖値　□血圧　□中性脂肪　□LDL-C　□その他(　　　)

【目標設定】

設定日	設定した目標 目標(一文で量や頻度を入れて設定する)	期待できる成果 目標を週4,5日実行できたら何が改善できるか	取り組み状況の評価				
			1か月後	か月後	か月後	か月後	6か月後
/	1.		○△×	○△×	○△×	○△×	○△×
/	2.		○△×	○△×	○△×	○△×	○△×
/	3.		○△×	○△×	○△×	○△×	○△×
/			○△×	○△×	○△×	○△×	○△×
/			○△×	○△×	○△×	○△×	○△×
/			○△×	○△×	○△×	○△×	○△×
/			○△×	○△×	○△×	○△×	○△×

取り組み状況の評価
○；週に4,5日以上実施　△；週に3日程度実施　×；週に2日以下実施

【知識の習得】
□高血糖を放置する弊害　　□合併症は自分にも起こりうる　□食べていけないものは何もない
□食べると血糖値は上昇する　□1日の血糖値変化の傾向　□空腹時血糖値と夕食の関連
□主食のみ・超空腹での飲食は損である　□主菜・副菜を組み合わせるメリット

【電話支援】
平成　年　月　　日：
平成　年　月　　日：

基礎代謝基準値(kcal/kg/日)

年齢(歳)	男	女
18～29	24.0	22.1
30～49	22.3	21.7
50～69	21.5	20.7
70以上	21.5	20.7

身体活動レベル

	低い	ふつう	高い
	1.50	1.75	2.00
70歳以上	1.45	1.70	1.95

Copyright(C) 2008 NSNLLC, All rights reserved.

1.5 ライフスタイル改善におけるエンパワーメントアプローチ —— 47

資料 A-2

【確認項目】＊食事や運動の項目は、「適正範囲」が週あたり4,5日以上であれば可とし、3日以下は「レ」を入れる（黄色い部分を優先）

確認項目と適正範囲		初回時	1か月目	か月	か月	6か月目
●平均的な1日の摂取エネルギー量						
BMI	・適正な範囲内である（1日の摂取エネルギー量は変更なし）					
●生活リズム						
食回数	・1日に3回規則的に食べている　朝食（　：　）昼食（　：　）夕食（　：　）					
時間	・夕食は午後9時頃までには食べ終わっている　就寝時刻（　：　）					
●朝食						
主食	・適量である　適量：ごはん（　）g、パン（　）枚、めん類（　）人前					
	・いも・かぼちゃ類を食べる時には、主食の適量内で食べている					
主菜	・肉・魚・卵・大豆製品のおかずは片手のひら1つ分以上食べている					
副菜	・野菜類・海そう・きのこ類のおかずは片手のひら1つ分以上食べている					
油脂類	・ティスプーン1〜2以内である					
その他	・果物・菓子類：小皿1つ分以内である					
	・はちみつ・ジャム等：食べるなら果物や菓子類は食べていない					
●夕食						
主食	・朝食や昼食より少し減らしている　適量：ごはん（　）g、めん類（　）人前					
主菜	・肉・魚・卵・大豆製品は片手のひら1〜2つ分以内である					
	・肉・魚・卵・大豆製品は2種類までである（3種類以上でも主菜の適量内である）					
	・脂の多い魚や肉を食べる時には副菜に使う油は少量にしている					
副菜	・野菜類・海そう・きのこ類のおかずは片手のひら2つ分以上食べている					
油脂類	・ティスプーン1〜2以内である					
	・揚げ物や油の多い料理（副菜も含む）は週に2回程度にしている					
その他	・果物・菓子類を食べる際は主食量をその分、減らしている					
	・果物・菓子類：小皿1つ分以内である					
●昼食						
主食	・適量である　適量：ごはん（　）g、パン（　）枚、めん類（　）人前					
主菜	・肉・魚・卵・大豆製品のおかずは片手のひら1つ分以上食べている					
副菜	・野菜類・海そう・きのこ類のおかずは片手のひら1つ分以上食べている					
油脂類	・ティスプーン1〜2以内である					
	・揚げ物や油の多い料理（副菜も含む）は週に2回程度にしている					
その他	・果物・菓子類を食べる際は主食量をその分、減らしている					
	・果物・菓子類：小皿1つ分以内である					
●間食						
・1日に午前、午後各1回程度である　＊ジュース・スムージー・糖分入り飲料等のチェックも！						
・1回に小皿1つ分までにしている						
・夕食後の間食は週に1,2回以内である						
・夕食後の間食は就寝3時間前までに食べ終わっている						
●乳製品						
・牛乳やヨーグルトは1日にコップ1杯（200ml）程度である						
・夕食後には飲まない						
●塩分（血圧が高い方）						
・12時前に就寝している						
・自宅での味付けは外食よりも薄味である						
・塩分の多い食材（干物・練物・めん類・漬物・梅干等）は1日1、2回以内である						
・野菜類は毎食に片手のひら2つ分食べている						
●21：00以降の夕食（夕食が午後9時以降になることが週3回以上の方）						
・揚げ物や油の多い料理は食べないようにしている						
・野菜中心の夕食である（肉・魚等のおかずの倍以上、野菜を食べている）						
●飲酒（飲酒が週3日以上の方）						
・飲酒は適量である（1日量は500ml・1本、焼酎水割り・2杯、日本酒・1合程度）						
・酒の肴は肉・魚料理よりも野菜や豆腐類を多く食べるようにしている						
・夕食のおかずで飲酒している（ナッツなどのつまみの追加はない）						
・飲酒してすぐに寝ない						
●外食（外食が週3回以上の方）						
・主食は自宅で食べる時とほぼ同じくらいである						
・いも・マカロニ等のつけあわせを食べる時には主食の適量内で食べている						
・カレー・揚げ物・中華等の油の多い料理は週1〜2回である						
・デザートを食べるなら主食は減らしている						
●運動						
・1日10〜20分程度の汗ばむ運動を週3日以上している（速歩や作業も含む）						
・血糖コントロールに効果的な時間帯に運動するようにしている						

Copyright(C) 2008 NSNLLC, All rights reserved.

資料 A-3

これからの目標と計画

検査値の記録
数字は左:目標値 右:実際

検査項目	基準値	初回	1か月目	か月目	か月目	か月目	6か月目
空腹時血糖値	mg/dl未満						
HbA1c	％未満						
LDLコレステロール	mg/dl未満						
HDLコレステロール	40 mg/dl以上						
中性脂肪	150 mg/dl未満						
血圧	／ mmHg						
体重	Kg						

週に4, 5日できた；○　週に3日程度できた；△　週に1, 2日以下だった；×

1か月目の目標　相談日　月　日（　）　：
目標　　　　　　いつ　どのように　何をしますか？　　　できましたか？

- ──────── ➡ ──────────────────── ────────
- ──────── ➡ ──────────────────── ────────
- ──────── ➡ ──────────────────── ────────

次回までの目標　相談日　月　日（　）　：
目標　　　　　　いつ　どのように　何をしますか？　　　できましたか？

- ──────── ➡ ──────────────────── ────────
- ──────── ➡ ──────────────────── ────────
- ──────── ➡ ──────────────────── ────────

次回までの目標　相談日　月　日（　）　：
目標　　　　　　いつ　どのように　何をしますか？　　　できましたか？

- ──────── ➡ ──────────────────── ────────
- ──────── ➡ ──────────────────── ────────
- ──────── ➡ ──────────────────── ────────

次回までの目標　相談日　月　日（　）　：
目標　　　　　　いつ　どのように　何をしますか？　　　できましたか？

- ──────── ➡ ──────────────────── ────────
- ──────── ➡ ──────────────────── ────────
- ──────── ➡ ──────────────────── ────────

担当管理栄養士　────────────

資料 A-4

糖尿病はこれでコントロールできます

> 糖尿病は血液中の糖分をエネルギー（からだを動かす原動力）に変えるための「インスリン」というホルモンの分泌が少なくなったり，作用が悪くなったりする病気です。
> 一度にたくさん食べすぎたり（特に夕食），少量ずつでも，一日に何度も飲食すると，インスリンの処理能力を超えてしまうことで，血糖値や HbA1c が高くなります。

1．基本は 一日「三食＋午後の間食」 なによりもこれが重要！！

食べるたびに血糖値は上がります。一度に食べ過ぎたり、頻回に飲食すると血糖値が必要以上に上がり、それらが日常的に起こると、インスリンを分泌するすい臓は悲鳴をあげ始めます。飲食は「1日3回＋午後の間食」を基本にしたいものです。
糖分の入った飲み物も、飲むたびに血糖値を上げるので要注意です。

2．一食中のバランスをととのえると、血糖値の上がりすぎを防ぎます

1) 血糖値を上げすぎない一食のおかずの組み合わせ
   ① 主 食（ごはん・パン・めん類・いもやかぼちゃ類）
   ② 主 菜（メインの一品：卵，魚，肉，大豆製品）
   ③ 副 菜（野菜や海そう・きのこ・こんにゃく等のおかず）

この3つを一食にそろえることが血糖値の上がりすぎを最大限に予防します。

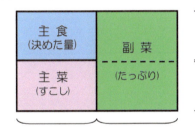

血糖コントロールのコツ！

夕食では、主菜が1品あれば、副菜に利用する卵・魚・肉・大豆製品は主菜量の半分以下にします。野菜類のみの副菜でもOKです。

2) 一食に食べる量
   自分の処理能力を超えて食べる回数が増えるほどに血糖値のコントロールは悪くなります。腹八分目をこころがけ、上記のバランスで食べることが血糖値コントロールの秘訣です。

3．夕食は食べすぎないように

からだは夜に向かって寝静まっていくものです。一日の中でも朝食よりは昼食，昼食よりは夕食の方がうまく処理できる能力は低くなります。
夕食は朝食や昼食に比べて重たくなりがちですが，毎食同じくらいの食事量か夕食をやや少なめに配分する方が血糖のコントロールはよくなります。
＊空腹時の血糖値は前日の夕食が大きく影響します。

4．間食は午後の1回 夕食から就寝までは3時間くらい必要です

昼食と夕食の間は時間が長いので、果物や乳製品などの間食をとることをお勧めします。夕食後の果物や乳製品は寝静まるからだに負担がかかるので、朝食や午後の間食に食べるか、夕食の量を考えて夕食の一部として組み合わせるとよいでしょう。

> 今よりも活動量をアップすることも血糖コントロールの早道！

Copyright(C) 2008 NSNLLC, All rights reserved.

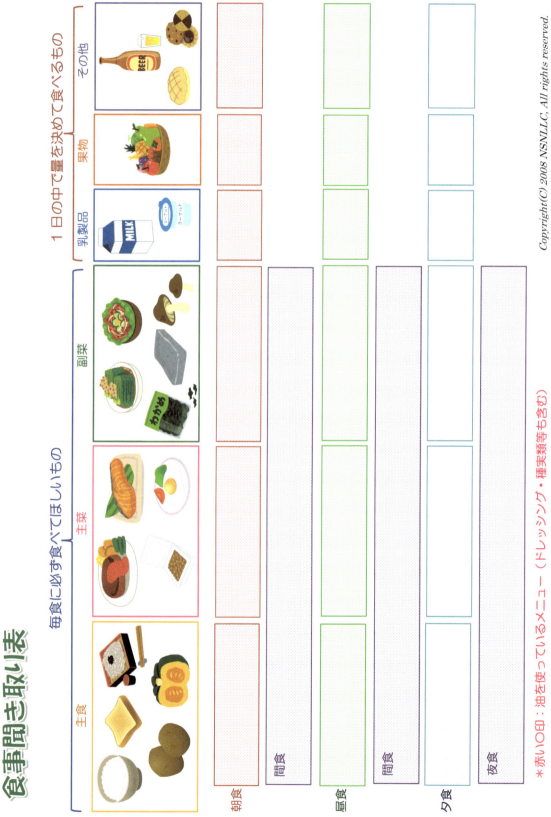

資料 A-6

食生活状況把握票（外来栄養食事指導 初回時報告書）

氏 名		歳	面談者	①.本人　2.妻　3.嫁　4.その他（　　　）
相談日	平成　年　月　日		実施時間　　：　～　：	相談回数　　初　回

【状況】本人の健康や生活改善に対する意欲や期待、これまでの取り組み等

【現在の問題点】
- ☐ 病識　　　病識が低い／ない
- ☐ 体重　　　体重過多／過少（BMI:　　）／体重減（　　）kg/週・月
- ☐ 活動量　　活動量が少ない
- ☐ 回数等　　食事回数・食事時刻に問題あり（朝食欠食・夕食が遅い）
- ☐ E摂取量　エネルギー摂取過剰／不足（3食とも・朝食・昼食・夕食・間食・飲酒量）
- ☐ 主食　　┌ 主食量が不適正（主食のみ／主食不足・主食過剰;朝食・昼食・夕食）
- ☐ 　　　　└ いも，南瓜類を主食に換算できていない
- ☐ 主菜　　┌ 一食中の主菜量が多い（夕食）
- ☐ 　　　　│ 主菜がないことが多い（朝食、昼食）
- ☐ 　　　　└ 大豆・大豆製品が少ない
- ☐ 副菜　　┌ 野菜類が少ない（朝食・昼食・夕食・緑黄色野菜）
- ☐ 　　　　└ 海そう・きのこ類が少ない
- ☐ 油脂　　┌ 油の摂取量が多い（朝食・昼食・夕食・外食）
- ☐ 　　　　└ 一食中に油を使用した料理が重なっている（朝食・昼食・夕食）
- ☐ 果物　　　果物が多い（頻回・一日量）
- ☐ 乳製品　　乳製品が多い（1日量　　　　ml）
- ☐ 間食　　　間食が多い（夕食後摂取・頻回摂取・1回量過剰）
- ☐ 飲酒　　　飲酒量が多い（頻回摂取：週に（　）日／1回量過剰／飲酒時間が1時間以上）
- ☐ 塩分　　　塩分が多い（特に多いもの：汁物・めん類・丼物・干物・練り製品・漬物・佃煮）
- ☐ 外食　　　外食時に適量を食べることができない：特に過剰は（主食・主菜・油脂）

【計画】
介入方針:6か月後に達成すべき目標
- ☐ 体重を初回時の（　）％ 減量する ／ 体重（　）kg→（　）kgに
- ☐ 検査値（　）を改善する

行動目標:次回までに達成すべき目標
- ☐ 病識　　　病気について理解する
- ☐ 体重　　　体重を（　）kg→（　）kgにする
- ☐ 活動量　　活動量を増やす
- ☐ 回数等　　食事回数を3回にする／食事時刻（朝食・昼食・夕食）を（　　）時までに食べ終わる
- ☐ E摂取量　朝食・昼食・夕食／間食／飲酒のうち、（　　）のエネルギー摂取を減らす
- ☐ 主食　　┌ 1食の主食量を守る　主食量：
- ☐ 　　　　└ いも・南瓜類は主食に換算する
- ☐ 主菜　　┌ 夕食の主菜は一食に（　）品までとする／夕食の主菜は片手のひら（　）つ分までとする
- ☐ 　　　　│ 朝食・昼食・夕食に主菜を片手のひら（　）つ分食べる
- ☐ 　　　　└ 大豆製品を週に（　）回 食べる／一日のうちに大豆製品（豆乳含む）を一回以上食べる
- ☐ 副菜　　┌ 野菜料理を（いつ　　　）、小鉢（　）つ分食べる
- ☐ 　　　　└ 海そうかきのこ料理を小鉢1つ分を一日に1品は食べる
- ☐ 油脂　　┌ 油の摂取量を減らす 特に減らす料理・食品:（　　　）を（量・頻度:　　　）/週・日に
- ☐ 　　　　└ 1食で油を使用した料理は1か所まで／油の使用量は1食にティースプーン（　）つ分まで
- ☐ 果物　　　果物は1回量を小皿1杯とし、1日（　）回までとする
- ☐ 乳製品　　乳製品を適量にする
- ☐ 間食　　　間食は一日（　）回（　時頃）にする／間食の1回量は小皿1杯とする
- ☐ 飲酒　　　飲酒量を減らす（　）日/週にする／1回量は（何　　　）を（量　　　）までにする
- ☐ 塩分　　　塩分摂取量を減らす 特に減らす食品:（　　　　）を小皿（　）杯/日までにする
- ☐ 外食　　　外食時には自分の適量で食べる：特に気をつけるのは（主食・主菜・油脂）

〈目標実行の障壁とその対策〉
障壁：
解決策：

話し合った結果，以上について次回まで達成できるよう努力することになりました。

【連絡事項】
平成　年　月　日に面談予定です

報告者 管理栄養士　　　　（平成　年　月　日作成）

Copyright(C) 2008 NSNLLC, All rights reserved.

目標の達成確認票 （兼：外来栄養食事指導　再来時報告書）

氏　名	様　　　歳	面談者	①.本人　　2.妻　　3.嫁　　4.その他（　　　）
相談日	平成　　年　　月　　日	相談時間	：　～　： 　　　相談回数（　）回目／（　）か月目

【改善した検査値等】

【行動目標と達成確認】 前回設定した目標は達成できたかとその見通し　　　　　　　　　　＊「できた」は目標の70％以上の達成度とする

- □ 病識　　病気について理解する　　　　　　　　　　　　　　　　　　　　　　　　　　　□できた　□不十分　□努力できそう
- □ 体重　　体重を（　）kg→（　）kgにする　　現在の体重：（　　　）kg　BMI　　　□できた　□不十分　□努力できそう
- □ 活動量　活動量を増やす　　　　　　　　　　　　　　　　　　　　　　　　　　　　　　□できた　□不十分　□努力できそう
- □ 回数等　食事回数を3回にする／食事時刻（朝食・昼食・夕食）を（　　　）時までに食べ終わる　□できた　□不十分　□努力できそう
- □ E摂取量　朝食・昼食・夕食／間食／飲酒のうち、（　　　　）のエネルギー摂取を減らす　□できた　□不十分　□努力できそう
- □ 主食　┌1食の主食量を守る　主食量：　　　　　　　　　　　　　　　　　　　　　　　□できた　□不十分　□努力できそう
- □ 　　　└いも・南瓜類は主食に換算する　　　　　　　　　　　　　　　　　　　　　　　□できた　□不十分　□努力できそう
- □ 主菜　┌夕食の主菜は一食に（　）品までとする／夕食の主菜は片手のひら（　）つ分までとする　□できた　□不十分　□努力できそう
- □ 　　　│朝食・昼食・夕食に主菜を片手のひら（　）つ分食べる　　　　　　　　　　　　□できた　□不十分　□努力できそう
- □ 　　　└大豆製品を週に（　）回 食べる／一日のうちに大豆製品(豆乳含む)を一回以上食べる　□できた　□不十分　□努力できそう
- □ 副菜　┌野菜料理を（いつ：　　　　　）、小鉢（　）つ分食べる　　　　　　　　　　　□できた　□不十分　□努力できそう
- □ 　　　└海そうかきのこ料理を小鉢1つ分を一日に1品は食べる　　　　　　　　　　　　　□できた　□不十分　□努力できそう
- □ 油脂　┌油の摂取量を減らす　特に減らす料理・食品：（　　　　）を（量・頻度：　　　）/週・日に　□できた　□不十分　□努力できそう
- □ 　　　└1食で油を使用した料理は1か所まで／油の使用量は1食にティースプーン（　）つ分まで　□できた　□不十分　□努力できそう
- □ 果物　　果物は1回量を小皿1杯とし、1日（　）回までとする　　　　　　　　　　　　　□できた　□不十分　□努力できそう
- □ 乳製品　乳製品を適量にする　　　　　　　　　　　　　　　　　　　　　　　　　　　　□できた　□不十分　□努力できそう
- □ 間食　　間食は一日（　）回（　時頃）にする／間食の1回量は小皿1杯とする　　　　　□できた　□不十分　□努力できそう
- □ 飲酒　　飲酒量を減らす（　）日/週にする／1回量は（何　　　）を（量　　　）までにする　□できた　□不十分　□努力できそう
- □ 塩分　　塩分摂取量を減らす　特に減らす食品：（　　　　　　）を小皿（　）杯/日までにする　□できた　□不十分　□努力できそう
- □ 外食　　外食時には自分の適量で食べる：特に気をつけるのは（主食・主菜・油脂）　　　□できた　□不十分　□努力できそう

【計画】行動目標（次回までに達成すべき目標）の設定

- □ 病識　　病気について理解する　　　　　　　　　　　　　　　　　　　　　　　　　　　□維持する　□努力する
- □ 体重　　体重を（　）kg→（　）kgにする　　　　　　　　　　　　　　　　　　　　　□維持する　□努力する
- □ 活動量　活動量を増やす　　　　　　　　　　　　　　　　　　　　　　　　　　　　　　□維持する　□努力する
- □ 回数等　食事回数を3回にする／食事時刻（朝食・昼食・夕食）を（　　　）時までに食べ終わる　□維持する　□努力する
- □ E摂取量　朝食・昼食・夕食／間食／飲酒のうち、（　　　　）のエネルギー摂取を減らす　□維持する　□努力する
- □ 主食　┌1食の主食量を守る　主食量：　　　　　　　　　　　　　　　　　　　　　　　□維持する　□努力する
- □ 　　　└いも・南瓜類は主食に換算する　　　　　　　　　　　　　　　　　　　　　　　□維持する　□努力する
- □ 主菜　┌夕食の主菜は一食に（　）品までとする／夕食の主菜は片手のひら（　）つ分までとする　□維持する　□努力する
- □ 　　　│朝食・昼食・夕食に主菜を片手のひら（　）つ分食べる　　　　　　　　　　　　□維持する　□努力する
- □ 　　　└大豆製品を週に（　）回 食べる／一日のうちに大豆製品(豆乳含む)を一回以上食べる　□維持する　□努力する
- □ 副菜　┌野菜料理を（いつ：　　　　　）、小鉢（　）つ分食べる　　　　　　　　　　　□維持する　□努力する
- □ 　　　└海そうかきのこ料理を小鉢1つ分を一日に1品は食べる　　　　　　　　　　　　　□維持する　□努力する
- □ 油脂　┌油の摂取量を減らす　特に減らす料理・食品：（　　　　）を（量・頻度：　　　）/週・日に　□維持する　□努力する
- □ 　　　└1食で油を使用した料理は1か所まで／油の使用量は1食にティースプーン（　）つ分まで　□維持する　□努力する
- □ 果物　　果物は1回量を小皿1杯とし、1日（　）回までとする　　　　　　　　　　　　　□維持する　□努力する
- □ 乳製品　乳製品を適量にする　　　　　　　　　　　　　　　　　　　　　　　　　　　　□維持する　□努力する
- □ 間食　　間食は一日（　）回（　時頃）にする／間食の1回量は小皿1杯とする　　　　　□維持する　□努力する
- □ 飲酒　　飲酒量を減らす（　）日/週にする／1回量は（何　　　）を（量　　　）までにする　□維持する　□努力する
- □ 塩分　　塩分摂取量を減らす　特に減らす食品：（　　　　　　）を小皿（　）杯/日までにする　□維持する　□努力する
- □ 外食　　外食時には自分の適量で食べる：特に気をつけるのは（主食・主菜・油脂）　　　□維持する　□努力する

〈目標実行の障壁とその対策〉
　障壁：
　対策：

話し合った結果，以上について次回まで維持する，または達成できるよう努力することになりました

【連絡事項】
　次回面談日は　平成　年　月　　日の予定です。

　　　　　　　　　　　　　　　　　　　　　報告者　管理栄養士　　　　　　　　　　（平成　　年　　月　　日作成）

Copyright(C) 2008 NSNLLC, All rights reserved.

「食生活状況把握票」および「目標の達成確認票」の利用方法

「食生活状況把握票 (外来栄養食事指導 初回時報告書)」(資料 A-6) および「目標の達成確認票 (外来栄養食事指導 再来時報告書)」(資料 A-7) は，初回および 2 回目以降の面談後の主治医への報告書として著者らが使用しているものである (これらは電子カルテ用ではない)。報告書の記録方式は『SOAP』(S：主観的データ，O：客観的データ，A：アセスメント，P：プラン) が一般的だと思われるが，著者らの報告書は主治医や他職種への効率的かつ端的な伝達を主眼として独自に作成している。

主治医らの診療に外来栄養食事指導の報告を活用してもらうためには，対象者のライフスタイル上の「何が問題で」，「何をすれば健康上の問題 (体重や検査値) の改善が図れるのか」ということを明確に知らせることが必要である。さらに，数か月間のライフスタイル改善の取り組みで「健康上の問題は改善されたのか」，「どんな行動変容が改善に結びついたのか」ということは主治医らが最も興味深く知りたいことであろう。外来栄養食事指導の内容について，主治医らが最も知りたいと思われる項目に厳選し，報告することが重要である。また，「取り組んだ行動目標はどのくらい実行できているのか」，「これからもできそうか否か」という情報も，服薬の変更等の食事以外の治療メニューの検討に必要なことであろう。著者らの経験に基づく所感では，外来栄養食事指導で管理栄養士が行った任務とその成果を他職種に明確に伝えるためには，忙しい業務の中でも端的に伝わる工夫が必要である。

報告書を 10 分以内で書き上げることができるよう，Excel ファイルで作成し，想定される問題点や行動目標はあらかじめ『ひな型文章』で記載してあり，一部の補足や入力修正で完成できるようにした。該当する項目の□を，■あるいは☑に変更する。さらに，初回時報告書の【計画】「行動目標」は，再来時報告書の【行動目標と達成確認】および【計画】「行動目標の設定」と各項目で同一配列・同一内容とし，初回時報告書の【計画】「行動目標」をコピー&ペーストできるようにしてある。なお，問題点や行動目標は Excel の「ドロップダウンリスト」の機能を利用して項目を選択できるようにしておけば，報告書内の項目は必要項目だけに整理され，見やすくなる。電子カルテにも応用できるであろう。

以下，各票の利用に関して，留意点を記載する。

- 「食生活状況把握票 (外来栄養食事指導 初回時報告書)」

【状況】　支援者が把握した生活改善に関する情報で，特に主治医に知らせておきたい内容に限定する。

【現在の問題点】　ひな型文章は適宜，選択・一部修正・削除し，対象者の問題点が明確になるように記載する。

【計画】　1) 介入方針：6 か月後に達成したい改善指標 (体重や検査値の項目) を明確にし，必要に応じて数値目標も記載しておく。2) 行動目標；設定した行動目標に該当する項目にチェックをし，具体的な行動目標はひな型文章を利用して，記載する。

【目標実行の障壁とその対策】　最も実行してもらいたい行動目標に関して，話し合った障壁とその対策を記載する。1 行程度で端的に記載する。

【連絡事項】　段階的に改善する場合など，その理由やこの期間でどこまで改善を目標とするか等の見通しを記載する。また，特に知らせておきたい情報を記載する。

- 「目標の達成確認票 (外来栄養食事指導 再来時報告書)」

【改善した検査値等】　初回時報告書と比較して改善した検査値や体重を記載しておく。その際には「Wt 82 kg (H 29.5 月) → 80 kg (6 月)」，「HbA1c 8.9 (H 29.3 月) → 8.6 (5 月) → 8.1 (7 月)」などと変化を記載しておくとよい。

【行動目標と達成確認】　初回時報告書の【計画】からコピー&ペーストで目標を記載したら，「できた」(週に 4, 5 日以上) か「不十分」(週に 3 日以下) にチェックをし，「不十分」につけた場合は「努力できそうか」も把握し，できそうな場合はチェック，どうしてもできそうにない場合は☒と記載する。

【計画】，【目標実行の障壁とその対策】，【連絡事項】は初回時報告書に同じ。

資料 B-1

特定保健指導 アセスメント・記録票

| ID No | (名字) | ( )歳 | 男・女 | 支援区分 □動機づけ □積極的 | 担当者: |

1. 基礎資料

* 電話支援　時間帯:(　　　)時頃　連絡先：自宅・携帯
- 服薬　　　　　無・有：
- 既往歴　　　　無・有：
- 適正体重　　　＿＿＿kg ～ ＿＿＿kg
- 1か月の体重変動　無・有(＿＿＿)kg
- 身体活動レベル　□低い　□ふつう　□高い
- 推定必要エネルギー量　(＿＿＿＿＿)kcal　　　　　　　　　　　　＊リスクのある項目に〇印をつける

- 健診時データ

	身長	体重	BMI	腹囲	血圧	空腹時血糖	HbA1c	中性脂肪	HDL	喫煙
(H　年　月)					/					1. 有 2. 無 3. やめた

- 保健指導受診経験　□なし　□あり(いつ：　　　　　　)

初回　　　　　中間 体脂肪 %:血圧 , 体脂肪 %:血圧	初回	2週間後	1.5か月後	2.5か月後	4か月後	5か月後	6か月後
腹囲(cm) ＜6か月後の目標腹囲＞　　　cm	/	/	/	/	/	/	/
体重(kg) ＜6か月後の目標体重＞　kg台							
BMI ＜6か月後の目標 BMI＞ BMI							
＊血圧(□医療機関 □家庭用血圧計)	/	/	/	/	/	/	/
推定必要エネルギー量　低い(×1.5/1.45)：　kcal 　　　　　　　　　　ふつう(×1.75/1.7)：　kcal	メタボ運動 実施状況	1. 実施 2. 未実施		1. 実施 2. 未実施	1. 実施 2. 未実施		1. 実施 2. 未実施
受診勧奨・確認		1. 受診 2. 未受診	1. 受診 2. 未受診	1. 受診 2. 未受診	1. 受診 2. 未受診	1. 受診 2. 未受診	1. 受診 2. 未受診

(身体状況)

3. 生活・食事ポイントチェック　記録

	項　目	初回面談	中間評価	最終評価
運動	1.活動量を増やすような心がけをしている(何を　　　)			
	2.週3日以上、20分以上の運動をしている(何を　　　)			
全体	3.食事は1日に3回食べている(朝：　昼：　夕：　)			
	4.夕食は午後9時頃までには食べ終わっている 就寝(　：　)			
	5.夕食が朝食や昼食に比べて、重たくなっていない			
主食	6.主食はある程度食べている(減らしすぎていない)			
主菜	7.夕食の肉・魚・卵・大豆製品のおかずは1品である			
副菜	8.毎食、何かしらの野菜類を食べている(いも類・かぼちゃ除く)			
	9.1日のうち2食以上、片手のひら2つ分の野菜を食べている			
油脂	10.夕食で油の多い料理は週2日以下である			
	11.一食で油を使った料理が重ならないように気をつけている			
	12.コンビニ弁当・惣菜(コロッケ・天ぷら等)・サンドイッチ等は週2回以下			
間食	13.おやつの食べ方に気をつかっている			
	14.夕食後の間食は、食べないようにしている			
果物	15.果物は食べ過ぎていない			
乳	16.牛乳やヨーグルトは食べ過ぎていない			
遅い夕食	17.21時過ぎで油の多い料理は食べないようにしている			
	18.21時過ぎの夕食は野菜中心である			
飲酒	19.(週3日以上の飲酒) 飲酒は適量である			
塩分	20.(血圧リスク者) 塩分に気を付けている			
外食	21.(週3回以上の外食)主食は適量に調整している			
	22.(週3回以上の外食)油の多いメニューは週1、2回程度			
喫煙	喫煙指導　0:不必要 1. 節煙 2. 禁煙 3. パッチ 4. 外来			

Copyright(C) 2008 NSNLLC, All rights reserved.

資料 B-2

4. 意識・行動変容の記録

	初回面談	中間評価	最終評価
◎ あなたは健康に気を配っていますか。 1. いつも気をつけている 2. 気をつけていることが多い 3. 時々、気をつけている 4. ほとんど気をつけていない 5. 全く気をつけていない			
◎ 活動量を増やすような心がけをしていますか。 1. していない 2. したいが実行していない 3. 週1,2回実行 4. 週3回実行 5. 週4,5回実行(6か月未満) 6. 週4,5回実行(6か月以上)			
◎ 夕食は食べ過ぎないようにしていますか。 1. していない 2. したいが実行していない 3. 週1,2回実行 4. 週3回実行 5. 週4,5回実行(6か月未満) 6. 週4,5回実行(6か月以上)			
◎ 1日のうち2食以上、片手のひら2つ分の野菜料理を食べるようにしていますか。 1. していない 2. したいが実行していない 3. 週1,2回実行 4. 週3回実行 5. 週4,5回実行(6か月未満) 6. 週4,5回実行(6か月以上)			

5. 目標・達成評価の記録

【6か月後の目標】(大目標)
1. ＿＿＿＿＿ →(変更後)＿＿＿＿＿
2. ＿＿＿＿＿ →(変更後)＿＿＿＿＿

＊削減エネルギー量

初回面談時		変更後	
食事( )kcal		食事( )kcal	
運動( )kcal		運動( )kcal	
合計( )kcal		合計( )kcal	

【小目標】
※小目標は、「いつ」、「何をする」、「量や頻度」を考えて設定し、障壁の検討をする。

	目標1	目標2	目標3
小目標			
支援	目標1 評価・コメント	目標2 評価・コメント	目標3 評価・コメント
2週間後	○・△・×(できそう)	○・△・×(できそう)	○・△・×(できそう)
1.5か月後	○・△・×(できそう)	○・△・×(できそう)	○・△・×(できそう)
2.5か月後 (中間評価)	○・△・×(できそう)	○・△・×(できそう)	○・△・×(できそう)
4か月後	○・△・×(できそう)	○・△・×(できそう)	○・△・×(できそう)
5か月後	○・△・×(できそう)	○・△・×(できそう)	○・△・×(できそう)
6か月後 (最終評価)	○・△・×(できそう)	○・△・×(できそう)	○・△・×(できそう)
9か月後 フォロー	○・△・×(できそう)	○・△・×(できそう)	○・△・×(できそう)

6. 行動ステージと改善状況の把握

初回面談
1. 意思なし
2. 意思あり (6か月以内)
3. 意思あり (近いうち:1か月以内)
4. 取り組み済み (6か月未満)
5. 取り組み済み (6か月以上)

中間評価
1. 意思なし
2. 意思あり (6か月以内)
3. 意思あり (近いうち:1か月以内)
4. 取り組み済み (6か月未満)
5. 取り組み済み (6か月以上)

〈改善状況〉
食事( ) 運動( ) 喫煙( )

最終評価
1. 意思なし
2. 意思あり (6か月以内)
3. 意思あり (近いうち:1か月以内)
4. 取り組み済み (6か月未満)
5. 取り組み済み (6か月以上)

〈改善状況〉
食事( ) 運動( ) 喫煙( )

改善状況の評価方法
＊食事・運動
　0.変化なし　1.改善　2.悪化
＊喫煙
　1.禁煙継続　2.非継続
　3.非喫煙　4.禁煙意思なし

達成評価:○70%程度実行 △50%程度実行 ×ほとんどできなかった(今後も取り組めそうか確認し、可能であれば(できそう)に○をつける)

☐ 評価除外　左記の理由により評価除外とした方がよい場合にレ点を記入　(理由) 1 認知症　2 コミュニケーション不能　3 その他( )

7. 運動支援 記録　〈初回時〉運動指導士記入

意識・行動に関するステージチェック

それぞれの質問で、現在、あなたはどれに当てはまりますか？　各質問に〇印をつけてください。

★健康観について★
◇あなたは健康に気を配っていますか？
1. いつも気をつけている
2. 気をつけていることが多い
3. 時々、気をつけている
4. ほとんど気をつけていない
5. まったく気をつけていない

★運動について★
◇活動量を増やすような心がけをしていますか？
1. していない（したくない、を含む）
2. したいと思っているが、できていない
3. 週1～2回、できている
4. 週3回程度、できている
5. 週4～5回以上実行しているが、6ヶ月未満である
6. 週4～5回以上実行しており、6か月以上経過している

★食事について★
◇夕食は食べ過ぎないようにしていますか？
1. していない（したくない、を含む）
2. したいと思っているが、実行していない
3. 週1～2回、実行している
4. 週3回程度、実行している
5. 週4～5回以上実行しているが、6ヶ月未満である
6. 週4～5回以上実行しており、6ヶ月以上経過している

◇主食はある程度食べるようにしていますか？
1. していない（したくない、を含む）
2. したいと思っているが、実行していない
3. 週1～2回、実行している
4. 週3回程度、実行している
5. 週4～5回以上実行しているが、6ヶ月未満である
6. 週4～5回以上実行しており、6ヶ月以上経過している

主食一回量のめやす

男性なら… 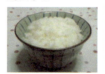　女性なら…
（男性茶碗：200g）　（女性茶碗：150g）

◇一日のうち二食以上、両手にのるくらいの野菜料理を食べるようにしていますか？
1. していない（したくない、を含む）
2. したいと思っているが、実行していない
3. 週1～2回、実行している
4. 週3回程度、実行している
5. 週4～5回以上実行しているが、6ヶ月未満である
6. 週4～5回以上実行しており、6ヶ月以上経過している

Copyright(C) 2008 NSNLLC, All rights reserved.

1.5 ライフスタイル改善におけるエンパワーメントアプローチ —— 57

資料 B-4

生活・食事ポイントチェック

項　目			初回 中間面談 最終 月　日 月　日 月　日頃
運動	活動量を増やすような心がけをしている　（何を　　　　　　　　　　）	1	
	1日20分程度の汗ばむような運動を週3日以上している(歩行も含む)（何を　　　　　　）	2	
全体	食事は1日に3回食べている　朝食（　：　）　昼食（　：　）　夕食（　：　）	3	
	夕食は午後9時頃までには食べ終わっている　　就寝時刻は？（　：　）	4	
	夕食が朝食や昼食に比べて、重たくなっていない	5	
主食	主食はある程度食べている（減らしすぎていない）	6	
主菜	夕食の肉・魚・卵・大豆製品のおかずは一品である	7	
副菜	毎食、何かしらの野菜類を食べている(いも類・かぼちゃは除く)	8	
	1日のうち、2食以上、片手のひら2つ分の野菜を食べている	9	
油脂類	夕食で油の多い料理（揚物・カレー・野菜炒め・中華料理など）は週2日以下である	10	
	1食の中で油を使った料理が重ならないように気をつけて食べている　*豚生姜焼き+ポテトサラダ、カレーライス+サラダ（ドレッシング）、鮭バター焼き+ごまあえ等	11	
	コンビニ弁当・惣菜(コロッケ・天ぷら等)・サンドイッチなどを食べるのは週2回以下である	12	
間食	（週に3日以上おやつを食べている方）おやつの食べ方に気をつかっている（1回量や頻度）	13	
	夕食後の間食(果物・乳製品を含む)は、食べないようにしている	14	
果物	果物は食べ過ぎていない　基準：1日にバナナ1本、またはりんご1/2個程度	15	
乳製品	牛乳やヨーグルトは食べ過ぎていない　基準：1日にコップ1杯（200ml）の牛乳、またはヨーグルト小鉢1杯程度	16	
21:00以降の夕食	（夕食が午後9時以降になることが週3日以上の方）揚物や油の多い料理は食べないようにしている	17	
	（夕食が午後9時以降になることが週3日以上の方）野菜中心の夕食である（肉・魚等のおかずの倍以上、野菜を食べている）	18	
飲酒	（飲酒が週3日以上の方）ビール500mlなら1本、焼酎水割りなら2杯、日本酒なら1合程度にしている	19	
塩分	（血圧が高い方）塩分の多い食材(干物・練製品・めん類・佃煮・漬物・梅干等)や味つけに気をつけている	20	
外食	（外食が週3回以上の方）主食は自分にちょうどよい量を食べるようにしている（多い時は残している）	21	
	（外食が週3回以上の方）カレー・揚物・中華定食など油の多いメニューは週1、2回程度にしている	22	

Copyright(C) 2008 NSNLLC, All rights reserved.

「生活・食事ポイントチェック」の適正範囲の考え方

各項目にメタボリックシンドローム予防・改善のための望ましい行動の基準として，項目ごとに基準の考え方を説明する．まず，適正範囲から外れている項目を明らかにし，次に，優先すべき項目 (健康上の問題点に関連する項目) を選定することで，適正範囲から外れていても，必ずしも健康上の問題点に直結しない項目は現状のままにしておける場合を見分けることができる．

なお，ポイントチェックをする際には，対象者と一緒に行い，各項目を読み上げながら，実行頻度も把握しながら実施することが重要である．

運 動
1. からだを動かすことを「心がけている」(この項目では量は問わない) と，自信を持って答えられる場合を○とする．
2. 「汗ばむような」活動 (心拍数が少々上がる程度) を1日合計20分以上，かつ，週3日以上している場合を○とする．

全 体
3. 食間はおよそ4時間以上，夕食 (夕食後の飲食を含む) から翌日の朝食まではおよそ8時間以上空けて，規則的に食べている日が週に5日以上の場合を○とする．
4. 夕食後の飲食も含めて21時までに食べ終わっている日が週に5日以上の場合を○とする．
5. 夕食の品数や食事量が朝食や昼食と同じくらいである日が週に5日以上の場合を○とする．

主 食
6. 1食に主食を中茶碗1杯程度を日常的に食べている場合を○とする．主食は多過ぎても少な過ぎても1食の内容に偏りが生じる傾向があるため，茶碗1杯分は食べて，バランスをとることを目標とした．明らかに過剰 (対象者に応じた1回量で考える) である場合も改善を促す．

主 菜
7. 夕食の主菜 (メイン) が1品である日が週5日以上の場合を○とする．2品目の主菜または副菜に組み合わせてある主菜に該当する食品等が習慣的にある場合には，対象者の適量内に収まっていれば○とする．夕食の主菜量は日常的に男性でも2品程度あれば，十分，満足のいく食事が食べられることと考えた．

副 菜
8. 毎食，野菜を食べるよう心がけている日が週に5日以上ある場合を○とする．(量は問わない．)
9. 1日のうち，2食以上，かつ，片手のひら2つ分 (小鉢2つ分でも可) 食べている日が週に5日以上の場合を○とする．

油脂類
10. 油の多い料理は揚物・カレー・野菜炒め・中国料理等とし，夕食でこのような料理を食べる頻度が週2日以下である場合には○とする．
11. 1食中で油を使った料理が重ならないように気をつけて食べている日が週に5日以上の場合を○とする．「1食中の油の重なり」についての説明は「豚肉生姜焼き＋ポテトサラダ (マヨネーズ)」，「カレーライス＋サラダ (ドレッシング)」等の例を示すとよい．特に夕食を必ず確認する．
12. コンビニ弁当・惣菜 (コロッケ，天ぷら等)・サンドイッチ等，油が多い料理を食べるのが週2日以下である場合を○とする．油脂類が多い料理であると思わず食べている場合もあるため，これらの例示をしながら把握する．

間 食

＊この項目は週に 3 日以上，食事と食事の間で飲食している方のみ把握する。

13. 間食を食べる際に，頻回に食べない (1 日に 2 回以下)，食べ過ぎないように (1 回に小皿 1 杯程度) している日が週に 5 日以上の場合を○とする。
14. 夕食後の間食 (果物・乳製品等を含む) は，食べないようにしている日が週に 5 日以上の場合を○とする。

果 物

15. 果物の習慣的な 1 日の適量は小皿 1～2 杯とし，その量に収まっている場合を○とする。

乳製品

16. 牛乳やヨーグルトは 1 日にコップ 1 杯 (200 ml) 程度に収まっている日が週 5 日以上である場合を○とする。牛乳，ヨーグルト両方を食べている場合は 1 日の合計量で考える。

午後 9 時以降の夕食

＊この項目は週に 3 日以上，夕食が 21 時を過ぎる方のみ把握する。

17. 夕食が 21 時以降の場合は特に油脂類のとり方に配慮が必要なため，揚物や油の多い料理は食べない場合を○とする。(週 1 日程度は許容範囲とする。)
18. 主菜の食べ過ぎも夕食での脂質摂取過剰になるため，主菜を食べすぎないよう野菜料理を多めに (主菜の倍量以上) 食べている場合を○とする。

飲 酒

＊この項目は週 3 日以上，飲酒する方のみ把握する。

19. 1 回の飲酒量が適量である場合は○とする。日常的な飲酒の適量はビール 500ml なら 1 本，焼酎水割りなら 2 杯，日本酒なら 1 合程度とする。(厚生労働省が示す「節度ある適度な飲酒」を参考とする。)

塩 分

＊この項目は血圧が高い方のみ把握する。

20. 日常的な味つけは外食と比べて薄味であり，かつ，塩分の多い食材 (干物・練製品・めん類・佃煮・漬物・梅干等) は 1 日に 2 種類 (または 2 回) 以下となっている場合を○とする。

外 食

＊この項目は外食が週 3 回以上の方のみ把握する。

21. 外食時の主食は自分にちょうどよい量を食べるようにしている (多い時は残している) 場合には○とする。外食の頻度が多い場合は主食量の調整も必要であるためである。(週 1 回程度の過剰は許容範囲とする。)
22. カレー・揚物・中国料理の定食など油の多いメニューは週 2 回以下にしている場合は○とする。外食は油脂類の摂取量も多くなりがちなため，特に油の多いメニューは気をつけたいと考えた。

資料 B-5

これからの目標と計画

6か月後の目標
* _____
* _____

1か月目の目標
＊目標が実行できないときはどんなときか考えましょう

	いつ	どのように	何をしますか
・_____ →	・_____	・_____	・_____
・_____ →	・_____	・_____	・_____
・_____ →	・_____	・_____	・_____

中間面談からの目標
＊目標が実行できないときはどんなときか考えましょう

	いつ	どのように	何をしますか
・_____ →	・_____	・_____	・_____
・_____ →	・_____	・_____	・_____
・_____ →	・_____	・_____	・_____

毎月1日は測定日
～毎月1日に体重と腹囲を測りましょう～
体重は、どんな時（　　　　）に測ります

体重(kg) / 腹囲(cm)

	初回 (　月　日)	1か月目 (　月　日)	2か月目 (　月　日)	3か月目 (　月　日)	4か月目 (　月　日)	5か月目 (　月　日)	6か月目 (　月　日)
体重(kg)							
腹囲(cm)							

Copyright(C) 2008 NSNLLC, All rights reserved.

2

青少年向け食育プログラム PADOK による
ライフスタイル改善

　青少年の健康問題として肥満・痩せ，メタボリックシンドローム，自覚的身体症状の訴えによるリスクが指摘され，青少年の健康づくりと楽しい学校生活，well-being のための効果的対策としてのライフスタイル改善は世界的課題となっている。第 2 章では，今後の食育におけるライフスタイル支援活動に役立てられるよう，学校での食育と家庭との連携を図った実践事例として，具体的な支援プログラム PADOK を取り上げ，必要なカリキュラムに応じた進め方とそこで用いたツールについて紹介する。

　PADOK は学校での食育による，いきいきとした学校生活と健康問題の訴えなどの低減をめざして作られた，ライフスタイル改善のためのプログラムである。この効果はクラスター無作為化比較試験により検証したものである。単元ごとに利用の仕方の要点をまとめ，評価や生徒へのアプローチ方法，ニュースレターなどの配布資料をまとめた。

2.1　PADOK の概要

　PADOK は中学生における食事・生活習慣・自覚的健康度等の課題にフォーカスして作られた「中学生のための中学校・家庭連携型食育プログラム (Program for Adolescent of Dietary lifestyle education in Kumamoto：PADOK)」である。その有効性は，中学生を対象とし，学校を単位とするクラスター無作為割り付けに基づく並行群間比較試験 (randomized controlled trial：RCT) というエビデンスレベルの高い研究デザインに基づく研究により，中学生の食事・生活習慣の改善，自覚的健康度の改善への寄与が示されている (Plos One, 2016)。

　PADOK の特徴は，事前に中学生を対象として実施した「食事・生活習慣と健康に関する現状調査」からライフスタイルに関する問題点を分析し，「いきいきとした生活・自覚的健康度の改善・楽しい学校生活」につながるような支援を目標とするプログラムとして作成されていることにある。管理栄養士による授業を 6 か月間で 6 回行う改善プログラムを実施することによって，生徒達のライフスタイルを改善し，それが将来の「適正体重の維持・生活習慣病予防」，「健やかな人生」につながることを期待して開発した。プログラムの内容は次のようにまとめられる。

1) プログラムの主要な指針は，「食生活の適正化 (朝食・昼食・油脂摂取の適正化)」，「生活時間の適正化 (生活リズムの調整)」とした。
2) 食育は中学校の授業の一環として行い，管理栄養士による 6 回の食育 (1 回/月，50 分/回)，およびホームワーク (1 回/月・計 3 回) を実施する。
3) 食育のオリジナル教材として「食育ノート」と画像教材「SMART EATING」(スライド映像) を用い，ライフスタイル改善に必要な情報の提供ならびにライフスタイル改善のための行

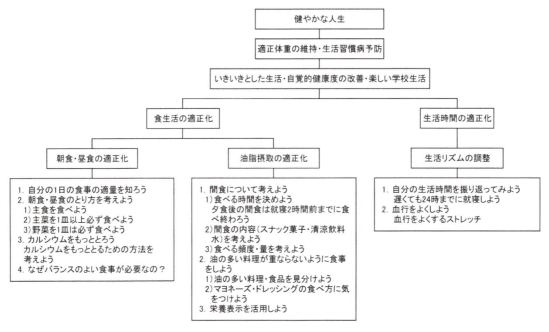

● 図 16 「中学校・家庭連携型食育プログラム」スキームの設定

動目標の検討を促す。保護者および中学校教員には「ニューズレター No.1〜4」を配布し，随時プログラム内容を伝える。

4) 習慣的な食事摂取量は食事調査票 FFQW82 を用いて分析し，その結果を生徒の動機づけとして利用する。

5) 生徒自身によるライフスタイル改善のための自律的な行動目標の設定を促すために，「食育ノート」（"食" パワーアップ講座）を開いて，各自のライフスタイルの振り返り・行動目標の設定・実施・達成評価というマネジメントサイクルに沿ってプログラムは進められる。

プログラムの基本的な枠組み（スキーム）を図 16 に示す事前調査で課題となった事柄を組み込んだ。

2.2 PADOKによる食育プログラムの実際

月に 1 回のプログラムでは FFQW82 を用いて食事摂取状況を調べたり，自分の生活を見直すためのいくつかの課題の抽出や，家庭でのホームワーク，さらには，グループでの改善のためのアイディアの検討など生徒が自発的に観察・考察するための時間を随所に設けてある。実際に用いた資料は，「"食" パワーアップ講座（第 1〜5 回）」と，「グループワーク・ホームワーク資料（資料 C–1〜C–8）」，「ニューズレター（第 1〜4 報）」である。「ニューズレター」は，生徒への食育を実践する上での重要なステークホルダーである保護者や教員に対して，PADOKへの理解と実施状況を経時的に伝達し，プログラム実施以外でのサポートを得ることを期待した。特に生徒と保護者間でのそれぞれの家庭におけるライフスタイル改善についてのコミュニケーションを図ることが重要である。

プログラム実施上の留意点

PADOKでのプログラム実施者は管理栄養士であるが，誰でも実施できるよう，プログラムの各回で話す内容や実施することはすべて標準化してある。事前調査から得られた改善したい中学生のライフスタイルに特化し，話題や提供する情報はかなり限定した。たくさんの情報提供よりも，生徒一人ひとりに現在の自分を知り，何を改善すればよりよい生活，望む未来が実現できるのかをしっ

かり考えてもらう時間配分にしなければならない。

また，プログラム終了後に実施者も生徒も成果が実感できるよう，評価指標をあらかじめ設定してある。特に，複数名で実施する場合，許容できるライフスタイルや食事量，行動変容の評価等の基準に差があってはならない。一連のプログラムが終了した時に，実施者も生徒も充実感を得るには，プログラム開始前と，何がどうよくなったかを実感できることであろう。それを明確に示すことができるよう，随時，評価をしていくことが重要である。

2.3 PADOKによる食育の効果

PADOKによる6か月間の食育の効果については，中学校1・2年生の男女 (年齢12歳〜14歳) を対象に，19の中学校を，PADOKによる食育プログラムを実施する学校と通常の教育を実施する学校へと学校単位で無作為に割り付け，クラスター無作為化比較試験により比較検討して検証した。主要な効果指標としては，介入終了後調査時における自記式アンケート「中学生の生活習慣と健康に関する調査票 (資料C–9)」のうち自覚的健康度 (自覚的健康) に関連する9項目 (Q14–Q22) の総得点で表される健康度得点の，介入前調査時からの変化量を比較検討した。その結果，食育プログラムによる健康改善が示された。

以下に食育ノート「"食" パワーアップ講座」(全5回分) を食育のポイントとあわせて掲載し，ホームワークや授業の中での食育ノートの記入欄 (資料C–1〜C–8) およびニューズレター (4回分) の事例を掲載する。

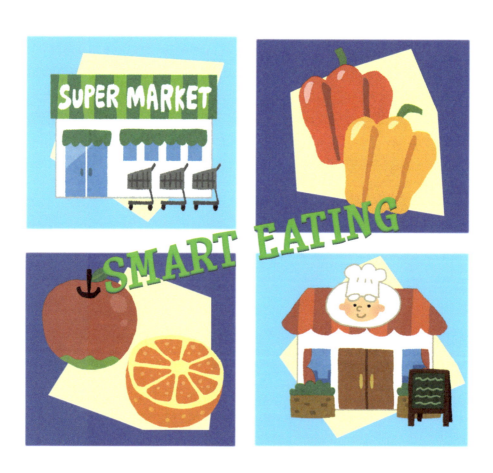

第1回 "食" パワーアップ講座

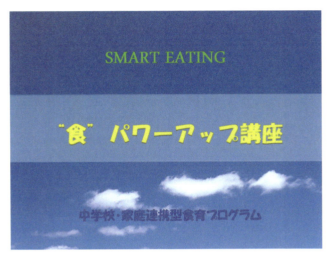

§ スライド 1–1

SMART EATING の意味を説明する。
「賢く食べる」
好きなものを好きなだけ食べるのではなく，少しだけ身体や健康のことを考えながら食べよう。

中学生は知らなかったことを知るときが，わくわくするようだ。
子ども達向けの資料はあくまでも，子ども達に必要なことだけに限定する。

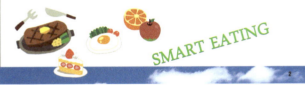

§ スライド 1–2

プログラムの内容を簡単に紹介する。

何のためにこのプログラムに参加するのか？
かなえたい夢や未来のために行う。
「知っていて損ではないこと満載である」と期待をもたせる。

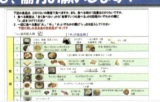

§ スライド 1–3

先入観なく，**FFQW** と調査票をやってもらうよう，まず，6 回の案内を簡単にした後に，すぐにこれらを実施する。

「やります」「やってください」より「協力してほしい」という言い方で，素直に協力してもらうよう努めることが大切である。

| ワーク1： FFQW82 (第 3 章) |

| ワーク2： 健康調査票 (資料 C–9) |

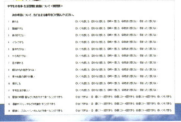

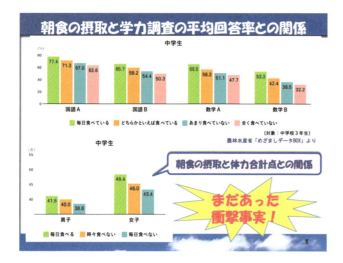

§ スライド 1-4

このあたりが中学生のやりたいことのようだ。
背を伸ばしたいということや，部活，タレントなど，日ごろ話題に上ることを挙げながら導入を図る。

「食べること」と「夢や実現したいこと」は一見，かけ離れているように思われるが実はとても深い関係があることを話し，興味を引く。

○重要ポイント

「SMART EATING」が「夢の実現」につながる。

§ スライド 1-5

動機づけとして，朝食と学力，朝食と運動以外での調査結果の例（2009年東北大学の脳科学の医師が行った大学生とサラリーマン，それぞれに朝食や生活時間と大学合格時のことや就活のこと，現在の年収等々について関連を調査した結果）を利用。

ただし，お金がすべてではないので，この調査結果を正しく伝えることはきわめて重要である。

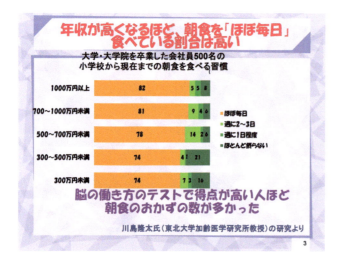

§ スライド 1-6

これらの情報は親向けのニューズレターにも掲載。

ちなみに，この調査では9割以上が朝食を食べていたが，「主食」（糖質）のみの子ども達も多く，おかずも食べていた割合は半数程度だったとのこと。

「朝食の欠食」は生徒全体では低い割合である。
それよりも「朝食の内容」に着目することがこのプログラムのポイントである。

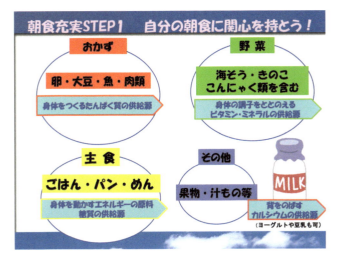

§ スライド 1–7

「朝食を食べる習慣 + 朝食の充実」

これが大事だということをまず頭にインプットしてもらう（「とりあえず，やってみようかな」と思ってもらえればよい）。

「大学受験や就職なんて遠い未来だけれど，現在の道からつながっていて，自分の身近な実現したいことを実現させるためには朝食をおろそかにできないらしい」ということが伝わればよい。

「朝食の充実」は「欠食しない」ことに加え，『「主菜」や「副菜」など主食以外のおかずの種類がふえること』

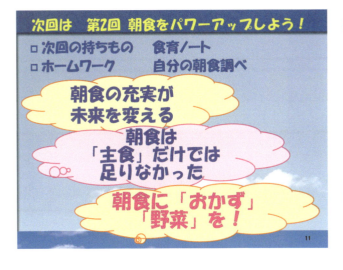

§ スライド 1–8

朝食の充実は手順を踏む必要がある。

1) 自分の朝食に関心を持つ。
2) 朝食に何かを食べ牛乳を飲む。
3) 「おかず」(主菜) か「野菜」(副菜) のどちらか1つ食べる。
4) 「おかず」や「野菜」をもう1つ多く食べる。

第1回目は，手順1のところと「おかず」，「野菜」を揃えることが「朝食を充実させることだ」ということを認識してもらうというところまでとする。
「主食」，「主菜」，「副菜」を少しずつ見せていき，自分がどこまでできているかを認識してもらうよう促す。

ホームワークは自分の朝食を書いてくること。
牛乳は飲んだら□にレ点チェックを入れる。

§ スライド 1–9

最後のまとめ。

各回で ○重要ポイント を再確認する。できるだけ生徒が考えて発言できるようにまとめる。

1か月間空いてしまうので，各回の終了時にリマインドをして強化しておく。

■ ホームワーク ■

自分の朝食調べ (資料 C–1)

第 2 回 "食" パワーアップ講座

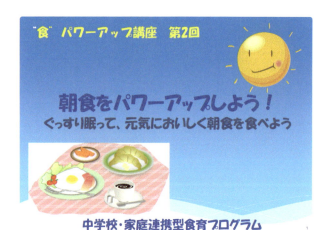

§スライド 2–1

§スライド 2–2

グループワークまでの時間：15 分間。

1) 前回の振り返り
   このスライドの内容を覚えているか問う。これが「SMART EATING No.1」
2) シンデレラタイム
   「11 時半には寝る準備」を合言葉に。
3) 朝ごはんが 1 日のスイッチを入れる。
4) 1 日に食べたい食事量。

15 分しかないのでよく配分を考えて。たくさん情報を伝えても覚えていられるのはごくわずか。

§スライド 2–3

シンデレラタイムにぐっすり眠っていることが，夢の実現につながる。

＊の部分は興味を持ってもらえるので例にあげる

毎日のことだから，12 時前にぐっすり寝ていた人と寝ていなかった人では大きな差になってくるかもしれない。

○重要ポイント

夜 11 時半には寝る準備！

これが「SMART EATING No.2」

2.3 PADOK による食育の効果 —— 69

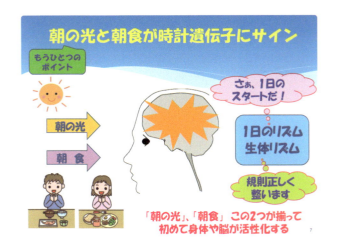

§ スライド 2–4

朝の光を浴びると,「さぁ 1 日のスタートだ！」と身体や思考が起き出してきて, さらに朝食を食べることで, 1 日の身体のホルモンの出方や身体のリズムが整い始める。つまり朝食を食べることで, 身体のホルモンや脳の活性化が起こり, 身体のリズムも整い始めるということを説明する。

「朝の光」と「朝食」が 2 つ揃って, 初めて身体や脳が活性化する。

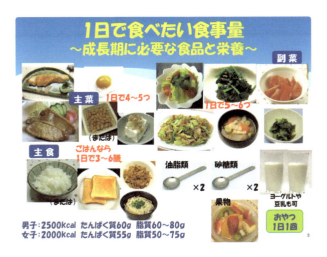

§ スライド 2–5

「これは皆さんの年代で 1 日に食べたい食事量です。この量は 1 回や 2 回の食事では食べきれないから 1 日 3 回に分けて食べる必要があります。」

＜生徒への呼びかけ例＞
朝食には, この 1 日の量の 1/3 量を食べられて,「主食」,「主菜」,「副菜」が揃って, 牛乳も飲めたらよいけれど, そこまでできていない人は少しずつそこに近づけていこう。
朝食に何も食べていない人は, この中の「主食」,「主菜」,「副菜」のどれか 1 つ食べる努力をしよう。
「主食, 主菜, 副菜, 牛乳が揃った食べ方」にする, そんな風に努力してみませんか。

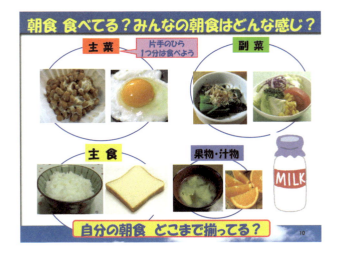

§ スライド 2–6

ホームワーク「自分の朝食調べ」を各自, 見てもらう。

＜生徒への呼びかけ例＞
このスライドは, ひとつの例です。
皆さん, この 1 週間, 朝食を食べられましたか？毎日食べられるともちろんいいけれど, 週に 4, 5 日以上食べられたら OK としましょう。
自分の朝食で抜けているのは「主食」なのか,「副菜」なのか,「牛乳」なのかよく見てください。

(実施者は巡回しながら, 各自の抜けているところを指摘し, 認識してもらうようサポートをする。)

その抜けているところだけを,「どうやったら食べられるかな」と考えることが朝食のパワーアップにつながる。

§ スライド 2–7

グループワーク：10 分間，
アイディア発表：5 分間。

＜生徒への呼びかけ例＞
「主菜」，「副菜」，「牛乳」が揃っていない友達のために，みんなでアイディアを出し合おう。
前後の友達 4 名くらいでグループになって「主菜」，「副菜」，「牛乳」をとるために，どうしたらいいか話し合ってみましょう。
「主菜」，「副菜」，「牛乳」と別々に書く欄がありますので，それぞれの項目で話し合ってみてください。

§ スライド 2–8

話し合い：10 分間，
発表：5 分間。

ワークシートに，自分達 4 人 (または 5 人) で足りていない項目から先に考えて，書いてみてもらう。

たとえば，友達が「主菜」がないと言ったら，どうやったら朝食に「主菜」を食べることができるか，そしてそれは誰がやるのかも考えるよう呼びかける。

ワーク：朝食のアイディア (資料 C–2)

§ スライド 2–9

皆からのアイディアを「主菜」と「副菜」についていくつか紹介 (生徒に発表してもらう)。
「主食」はおおかた食べているので，時間の節約のためカットする。

「こんな食べ方はどうかな」と写真の囲み部分を簡単に説明し，青い文字のアイディアも見ておいてと話す。

こんなに食べられないという場合は，主食だけで終わるのではなく，全体的に少なくして「主食」も「主菜」も「副菜」も食べる方が，おかずの種類が多くなることを説明する。

○ 重要ポイント

- 朝食欠食しない。
- 朝食に「おかず」を，できたら「野菜」を食べる。

§ スライド 2–10

このスライドを読み上げて，赤い文字は強調する。

「マイチャレンジ (資料 C–4)」の「2 回目：朝食をパワーアップしよう！」のところに，自分の行動目標を決めて記入する。

巡回して書けていない生徒をフォローする

次回のホームワークは，昼食について同じように書いて来てくることを促す。

次回は自分達が食べているお菓子などの空き袋や空き箱を持ってきてもらう (中身は持ってこない)。

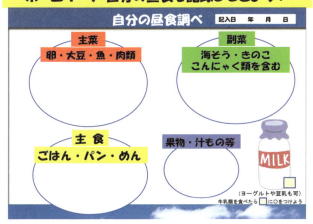

§ スライド 2–11

ホームワーク：
「主食，主菜，副菜の区別をつけて，自分の食べている昼ごはんにはそれらが入っているか確認してみてください。」

■ ホームワーク ■

自分の昼食調べ (資料 C–3)

ニューズレター 第1報

"食"パワーアップ講座 ご家族の皆様へ News Letter①
「SMART EATING」…かしこく食べよう！！
～ かしこく食べるコツを一緒に考える、中学校・家庭連携型食育プログラム ～

子ども達の「夢の実現」を後押しするために…3つのポイント！

Point① 朝食を毎日食べる…そして、おかずにも注目！！

「朝食をほぼ毎日食べる」習慣の有無に加え、「朝食のおかずの数」も脳の働きに関係しているということが明らかになっています[1]。朝食に糖質をとるだけでは、脳がきちんと発達せず、さらにうまく働かないということなのです。

☆朝食を週にほぼ毎日(週5日以上)食べていますか？　　[1] 東北大学医学部教授　川島隆太氏の調査研究

朝食を食べる習慣がない場合には、まず「牛乳1杯」、「ヨーグルト1個」から食べることを勧めてみませんか。

また、手軽に食べることができるロールパン、シリアル、チーズ、ハム、ゆで卵、ミニトマト、野菜ジュース等を準備しておき、子どもが自分で食べる準備をしてもよいですね。ラップで包んで丸めたおにぎりも食べやすいです。

☆主食・主菜・副菜が揃った朝食を食べることができていますか？

忙しい朝…ですが、「主菜と副菜のおかずのある朝食」の方が、「主食だけの朝食」より、いろいろな栄養素を摂り込むことができ、脳が育ちます。たとえば、「パン(主食)、チーズ(主菜)、野菜ジュース(副菜)」や「ご飯(主食)、納豆(主菜)、野菜のみそ汁(副菜)」でもよいのです。おかずのある朝食が週に4～5日はあるとよいですね。成長期に大切な「牛乳」も忘れずに！子ども達には「朝食に牛乳を！」と伝えています。牛乳以外にヨーグルトや豆乳でも構いません。

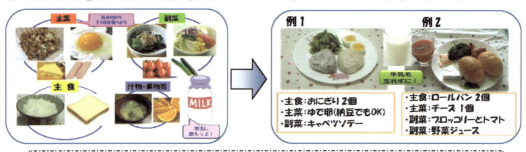

主食：身体を動かすエネルギー源である糖質の供給源：ごはん・パン・めん・シリアル等
主菜：身体をつくるたんぱく質の供給源：肉・魚・卵・大豆製品・チーズ等
副菜：身体の調子を整えるビタミン・ミネラルの供給源：野菜・海そう・こんにゃく・きのこ等

Point③ シンデレラタイム(特に夜12時から夜中2時)にはぐっすり眠っていよう！！

シンデレラタイムとは、夜10時から夜中2時までの成長ホルモン[2]が活発に出る時間帯のことです。寝る直前まで携帯電話などの電磁波を浴びていると脳が興奮して、質のよい眠りを得ることができません。「夜11時半には寝る準備！」みんなの合言葉にし、寝る前は携帯電話もオフにし、12時までにはぐっすり眠って、背をぐんぐん伸ばし、お肌もきれいにしようと約束しました。　[2] 成長ホルモン：身長が伸びる、肌をきれいにする、筋肉の成長等に関係している

Point② 朝の光を浴びるだけでは身体の働きはスタートしない!?

朝の光を浴びると「1日が始まったようだ…」と身体が認識し始めるだけで、身体の働きがスタートするわけではないのです。「朝の光」、「朝食」の2つが揃って初めて、身体のホルモンや脳の活性化が起こり、身体が規則正しく働き始めます。子ども達が自分のやりたいことや夢を実現できる、その「できる」、「できない」が朝食や生活リズムので差で出てくるとしたら、今のうちから整えておく方がよいと思いませんか？

食パワーアップ講座では、『食育ノート』を配布しています。この講座で子ども達は、自分の夢の実現、はつらつとした学校生活を送るための食生活の行動目標を毎回決めて、取り組みます。ご家族の皆様も『食育ノート』をご覧いただき、子ども達の頑張りを応援してください。よろしくお願いします。

発行：中学校・家庭連携熊本食育推進班　代表　熊本県立大学　地域連携・研究推進センター　渡邊純子

第3回 "食" パワーアップ講座

§ スライド3–1

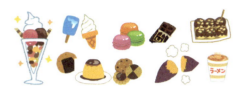

§ スライド3–2

行動目標の振り返り

★ここがとても大事な部分となる。後半の情報提供よりも重要視し，時間をしっかり確保する。
第4回目も冒頭でこの時間をとり，これまでの分も含めて，自己評価してもらう。

このプログラムのポイントで，優先順位が最も高いのは「朝食の充実」。
生徒全員をよくすることはできないので，簡単によい行動へ動く人から，少し努力してできそうな人，1回目ではだめでも2回目以降でできるようになる人など，順にできる人を1人でも多く増やしていく，というような考え方で進めていく。

§ スライド3–3

ホームワークの確認
「今回は昼食の内容を書いてみよう，でしたが，書けましたか？」

昼食も朝食と同じく，「主菜」や「副菜」が揃っている方がいいことを説明し，昼食の「主菜」，「副菜」には何がいいか聞いてみる。

(ホームワークの確認は，やってきたことへの対応として，時間は5分間くらい)

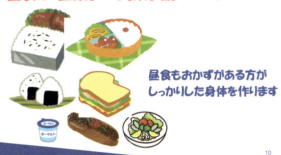

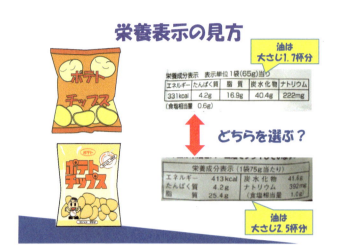

§ スライド 3–4

＜生徒への呼びかけ例＞
では，今日は皆さんの好きな「おやつ」の話です。皆さん，お菓子のパッケージを持って来てくれたと思います。忘れた人は隣の人に見せてもらいましょう。

「栄養表示」に興味を持ってもらう。

見方を説明する。
例：「買い物に行ったときに，商品を比べて，カロリーの少ない方，油の少ない方を選びたいときや塩分の量などを見ることができるのが「栄養表示」です。」

「大さじ1」の油は約10 g。「脂質25 g」という表示は「大さじ2.5杯分」の油になることを伝える。しっかり想像してもらうまで，間をおく。

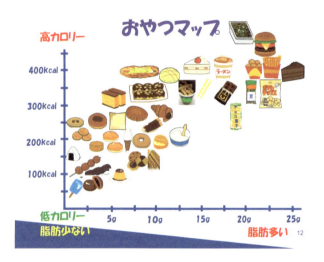

§ スライド 3–5

＜おやつマップの説明＞
皆さん，おやつマップを見てください。自分が持ってきたお菓子の袋に書いてある栄養表示を見て，このマップに書き入れてみましょう。
縦軸がカロリーで，横軸は脂質量です。

脂質が多いとカロリーも多くなることに気づいてもらう。

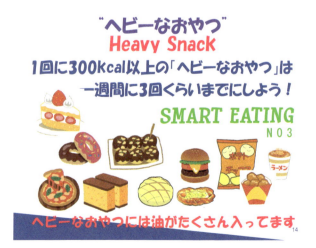

§ スライド 3–6

1回300 kcal以上の間食は「ヘビーなおやつ」として区別し，「ヘビーなおやつ」は週に3回くらいまでにしよう。

○重要ポイント

「300 kcalのおやつはヘビーなおやつ」とし，ヘビーなおやつは週に3回くらいまでに。

これが「SMART EATING No.3」

§ スライド 3–7

間食の必要性と食べなくてもいいことの説明。

自分の体格を見て，ちょうどよければ，今の食べ方はちょうどよいということ。もし，身長の割には体重が多い場合は，食事以外で間食をしているならば，間食を少し減らしてみたり，カロリーが少ないものに変えてみたりするとよい。

背が伸びる時期だから，少しカロリーを減らすだけですらっとなれます，などと補足する。

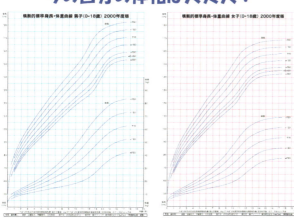

§ スライド 3–8

身長，体重，平均の ±2SD までに入っているか，各自確認してもらう。
適正内の生徒より身長に対して体重が過多になっている生徒に，それを認識してもらう。やせ (身長に対して体重が過少の場合) はどこか多く食べられるところはないか考えるよう促す。

スタッフは，身長に対して体重が重たい人には個別に簡単なアドバイスをする。(体重を気にしている生徒もいるので主食量，油，菓子類等で自分で多いと思うところを聞き，そこを適量にするアドバイスに集約させる。)

ワーク：自分の体格 (資料 C–5)

§ スライド 3–9

ここですこし気分転換を！

血行をよくするストレッチを 2 つやってみる。

§スライド 3–10

さて，身体がほぐれたところで…

「みんな，間食を食べるタイミングはいつ？」と聞いてみる。

§スライド 3–11

部活がある，塾へ行くなどそれぞれのシチュエーションで心がけたいことを示す。なかでも一番大事なことは
「飲食は夜10時まで。」

○重要ポイント

飲食は遅くても10時頃までに食べ終わろう。

これが「SMART EATING No.4」

§スライド 3–12

これらの飲み物は飲んではいけないというのではなく，「嗜好品」としておやつの仲間と考えること，のどが渇いたら水やお茶を飲む習慣が将来の肥満や糖尿病を予防することなどを示唆。

○重要ポイント

糖分を含む飲み物は「嗜好品」として区別しよう。

これが「SMART EATING No.5」

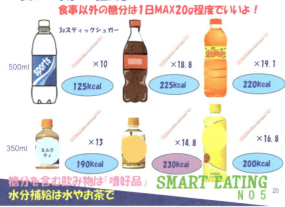

§スライド 3-13

最後に自分の行動目標を決める。

以下を強調。
・ずっと続く自分の将来のために，行動目標を決める。
・今日の行動目標は間食や飲み物のとり方について決める。
・何も変えなくてもいい人もいると思うけれど，1つでいいからよりよい方に変えることで，自分の未来が変わっていく。

§スライド 3-14

まとめを話し，ホームワークの説明をする。

■ ホームワーク ■

ドレッシング調べ (資料 C-6)

ニューズレター 第2報

"食"パワーアップ講座　ご家族の皆様へ News Letter②
「SMART EATING」…かしこく食べよう！！
～ かしこく食べるコツを一緒に考える、中学校・家庭連携型食育プログラム ～

前回の News Letter①はご覧いただけましたでしょうか。
「朝食を食べること」、「朝食におかずも食べること」は実行していただいていますか？
「夜11時半には寝る準備！」はどうでしょうか。
子ども達は自分の食生活の行動目標を決め、取り組んでいますので、ぜひ応援してください！

朝食を毎日食べるには…
朝食を食べる習慣がない！時間がない！
☆ 「牛乳1杯」、「ヨーグルト1個」でも良いので、何か食べる。
☆ ラップに包んだおにぎりを作っておく。「バナナ」を買っておく。
☆ 簡単に食べられる「ロールパン」や「シリアル」を買っておく。

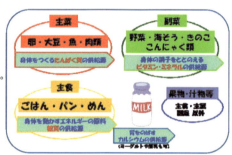

朝食に「主食・主菜・副菜」を揃えるには…
朝食に「主菜（たんぱく源）」のおかずがない！
☆ ハム、魚肉ソーセージ、ちりめん、納豆、チーズ、枝豆（冷凍）ツナ缶等の簡単に食べられるものを常備しておく。
☆ ロールパンや食パンに、ハムやスライスチーズを乗せてトーストする。
☆ ゆで卵を作っておく。＊ゆで卵にみそを塗ってラップに包んでおくと翌日、おいしい味に！
☆ みそ汁や野菜スープに卵を溶き入れて、「かき玉スープ」にする。
　→前日、夜の汁物を作る時に、朝の分の具も一緒に煮ておくと、朝すぐに汁物を作ることができます！
　夜、野菜等の具を煮て、調味料を入れる前に、翌朝の分の具と煮汁を保存容器に取り出しておきます。
　翌朝は具と煮汁を鍋に入れて温め、だしの素とみそ、またはコンソメと塩コショウで等で味をととのえたら
　出来上がり！さらに、溶き卵を加えてかき玉スープにすると、「主菜」と「副菜」が揃いますね！

朝食に「副菜（野菜・海そう・きのこ・こんにゃく類）」がない！
☆ ブロッコリーやほうれん草を多めにゆでて保存容器に入れておく　☆ 野菜スープやみそ汁を作る
☆ 汁物に乾燥わかめを入れる。　☆ ミニトマトを3～5個洗って食べる。　☆ 野菜ジュースを1杯飲む。
☆ レタスを2～3枚洗い、ちぎって皿に盛る。☆ きゅうりを食べる　☆ 前の日の残りを食べる
朝から調理ができる方は、しっかり調理をしてください！上記のような食べ方も"立派な副菜！"です。

お弁当は「主食1/2・主菜1/4・副菜1/4」の割合で！

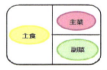

お弁当を作る際は、ごはん類を半分、残りがおかずで主菜と副菜を半分ずつ入れると、バランスが良くなります。また、コンビニ等で購入する場合にも「主食・主菜・副菜」が揃っているかを確認するとよいですね。「おにぎり、チキンやゆで卵の野菜サラダ」の組み合わせはいいですね。

《レシピ紹介！》　オクラの肉巻

◆材料(1人分)◆
- オクラ　　　　3本
- 豚ロース薄切り　3枚
- 塩　　　　　　少々
- サラダ油 小さじ1/2

◆作り方◆
① オクラはボールに入れて塩を少々まぶし、軽くこすりあわせて表面の毛を取る。
② オクラの塩を流水で洗い、水気をふき取る。豚肉1枚を広げ、オクラを1本置いて巻く。
③ フライパンに油をひいて、巻き終わった面を下にして②を焼く。
　全体を転がしながら焼いて焦げ目が軽くついたら、ふたをして、蒸し焼きにする。
④ 全体に火がとおったら、塩を軽くふって味をつけ、火を止める。
⑤ 食べやすい大きさに切って盛り付ける。
＊たんぱく源の肉と野菜のオクラを使ったレシピで、しょうゆと砂糖で甘辛い味をつけてもよいです！

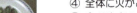

発行：中学校・家庭連携熊本食育推進班　代表　熊本県立大学　地域連携センター　准教授　渡邉純子

第4回 "食" パワーアップ講座

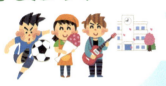

§ スライド 4–1

「今回は，油のとり方です。」

§ スライド 4–2

★ここがとても重要な部分となる。後半の情報提供よりも重要視し，時間をしっかり確保する。

第4回目も冒頭でこの時間をとる。要領は第3回目と同じだが，目標が第3回目でも追加されているので，その分も含めて自己評価してもらう。
なお，このプログラムのポイントで，優先順位が最も高いのは「朝食の充実」であることを再度確認。

§ スライド 4–3

＊この回のポイント
日本人は糖尿病になりやすい。

日本人はインスリンといって，糖分をエネルギーに変えてくれる働きをするホルモンの量が欧米人よりも少ないから，食べ過ぎてしまうと糖尿病になりやすいらしい。

だから今から太らないようにする，太って来たと思ったら，食事やおやつを見直す。この心がけが大人になっても糖尿病や怖い病気の心配から遠ざけてくれることにつながる。

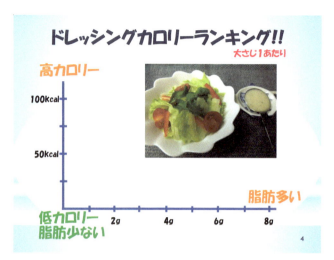

§ スライド 4-4

＜生徒への呼びかけ例＞
皆さん，サラダを食べるときに，このくらいのサラダの量なら，大さじ1くらいのドレッシングを使いますか？
今回，ドレッシング調べをやって来てくれたと思いますが，大さじ1の量でエネルギーや脂肪がどのくらいなのか，栄養表示がしてあったと思います。
誰か，調べた結果を教えてくれませんか？
黒板に『ドレッシングカロリーランキング』を書いていきたいと思います。

発表した商品名，エネルギー，脂質を板書していく。

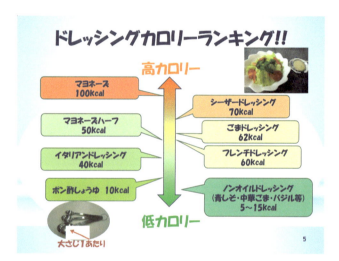

§ スライド 4-5

＊この回のポイント
ドレッシングのカロリーは，透明なドレッシングから不透明さを増すほど高くなる。
マヨネーズは最もカロリーが多い。

「では，まとめです。
(順番にクリックして，ドレッシングを写す)
オイルドレッシングでは透明なほどエネルギーや脂質量が少ないです。」

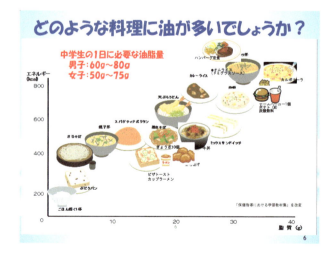

§ スライド 4-6

油の多い料理を区別できるようになる。
スライドをみてもらいながら，どの料理が油が多いか言ってもらう。

油の多い料理にはどんな種類があるか知る。
油が多い料理とは，まとめると
・揚げ物
・カレーやシチュー
・サンドイッチ (野菜も入っているがマヨネーズもたっぷり)
・中国料理

§ スライド 4–7

「カレーと野菜スープがあります。どちらのサラダを選んだらよいでしょうか？」

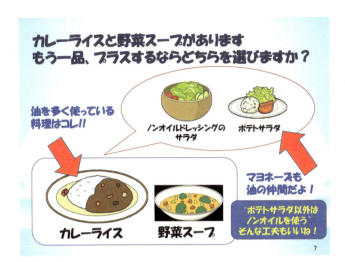

§ スライド 4–8

油の多い料理のときにはドレッシングやマヨネーズのかけ方に注意する。
「気をつけている人いますか？」
生徒の発言を促す。

○ 重要ポイント

油が多い料理を食べるときには，ドレッシングやマヨネーズの使い方に気をつける。

これが「SMART EATING No.6」

§ スライド 4–9

＜生徒への呼びかけ例＞
特に油が多い料理を食べるときにはドレッシングやマヨネーズは控えめに！というのは SMART EATING の 6 つめでしたね。

では，最後に，自分のこれからの行動目標を考えておきましょう。
「いいこと聞いた！」ではなくて，ドレッシングの使い方や油の多い料理を食べるときに実行したいこと，1 つだけでいいのでシートに書いてみましょう。
たとえば，ここにも例を挙げてあります。違う目標でもいいですよ。

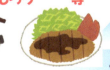

§スライド4–10

まとめを行う（第3回参照）

■ ホームワーク ■
ファイナルチェック（資料 C–7）

第4回 まとめ

* 油の多い料理を食べる時には、マヨネーズやドレッシングは控えめに
* 油の多い料理
  揚げ物（トンカツ、エビフライ、コロッケ、鶏のから揚げ、てんぷらなど）
  カレー、シチュー、サンドイッチ、チャーハン、ハンバーグ、ぎょうざ、炒め物など
* ドレッシングやマヨネーズをかける時には油断しない！

次回までのホームワーク
* 「ファイナルチェック」をしよう

SMART EATING N O 6

ニューズレター 第3報

"食"パワーアップ講座　ご家族の皆様へ News Letter③
「SMART EATING」…かしこく食べよう!!
～ かしこく食べるコツを一緒に考える、中学校・家庭連携型食育プログラム ～

前回の News Letter②はご覧いただけましたでしょうか。
朝食を毎日食べることができていますか？朝食のとり方がお子様の未来を左右するといっても過言ではありません。「主食・主菜・副菜」をできるだけ揃えることが未来を創ります！
子ども達もできることを見つけて、取り組んでいますので応援をお願いします！

かしこい間食どう選ぶ？
1回 300kcal 以上の間食は週に3回くらいまでに!!

☆ 間食は成長期に必要ですが、身長と体重のバランスを考えて、その必要性を考えるとよいでしょう。身長に対して体重が多めなのか、ちょうどよいか（体格）を成長曲線（食育ノート参照）で確認し、体重が重めの場合は食事を優先し、間食は控えるとよいです。間食は菓子類ばかりではなく、果物、ヨーグルトやパン、おにぎり等でもよいです。

☆ 右のおやつマップは、横軸が脂質量で、縦軸はカロリー量です。脂質が多いとカロリーも高くなります。300kcalを超える間食は"ヘビーなおやつ"とし、食べる回数や時間帯に気をつけて食べましょう。

☆ 糖分が多い飲料（食育ノート参照）に含まれる砂糖の多さに子ども達から驚きの声があがっています。水分補給は水やお茶にし、糖分が多い飲料は"嗜好品"と考えましょう。

飲食は遅くても10時頃までに食べ終わろう!!

☆ 毎日のおやつは、食べる時間帯にも気を配ることがSMART EATING！
・帰宅後の間食は夕食に響かないように。また、夕食後の飲食は、夜10時までには済ませましょう。

☆ 塾に行く前に食べるものは何がいいでしょうか？
・夕食が間に合うなら、夕食を食べましょう。夕食が間に合わない時には「主食」（パンやおにぎり）を中心に。そして、塾から帰宅して「主菜」と「副菜」を食べると、夕食一食分が揃いますね。
・塾からの帰宅後は「ヘビーなおやつ」＝「1回300kcal以上のおやつ」はやめておきましょう。

油のとり方一工夫!!
油の多い料理の時には組み合わせが大切です！

☆ 左の油が多い料理の一覧は、横軸が脂質量で、縦軸はカロリー量です。脂質量が多いとカロリー量も高くなります。

☆ 油が多い料理には、揚げ物（トンカツ、エビフライ、コロッケ、鶏のから揚げ、てんぷら）、カレー、シチュー、サンドイッチ、チャーハン、ハンバーグ、ぎょうざ、炒め物などです。

☆ 油が多い料理には、お浸し・野菜煮物・わかめ酢物など油を使用しない料理や油の少ない料理を組み合わせます。サラダに使用するドレッシングも透明度がなくなるほど、1回量の脂質量やカロリーは多くなります。

"カレーにポテトサラダ"より、野菜スープやノンオイルドレッシングのサラダを組み合わせたり、オイルドレッシングでもフレンチやイタリアンを控えめに使用するという、小さな工夫が健康維持につながります。

発行：中学校・家庭連携熊本食育推進班　代表　熊本県立大学　地域連携センター　特任准教授　渡邉純子

第5回 "食" パワーアップ講座

§スライド 5–1

§スライド 5–2

はじめの 10 分間程度で，生徒にこれまでの要旨を振り返ってもらい，感想を書いてもらう。

§スライド 5–3

「食育ノート」の感想欄に，新しく知ったことや自分の食事や調子の変化などの感想を書いてもらう。
(食育ノートのピンク色の部分)

何を書いても OK とする。書いてくれればよいということに (こちらの主旨が伝わらない生徒がいても仕方ない)。

ワーク：食育ノート感想 (資料 C–8)

§スライド5-4

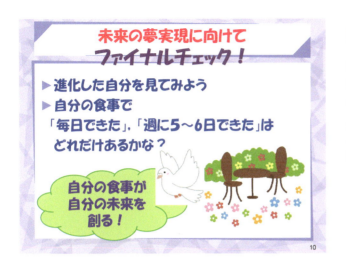

現在の身体や心の調子は，以前よりもよくなっている部分があるのでは？と生徒に振ってみる。
(本当かどうかわからなくてもよい)

身体や心の調子に，朝ごはんの充実やおやつの食べ方などがよい影響をもたらしているはず，と愁訴と食事改善とが関係ある可能性を伝えておく。

§スライド5-5

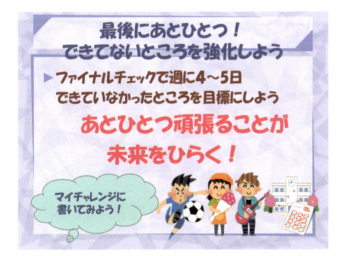

あとひとつ！の目標設定の仕方：

・「ファイナルチェック」で，1，2，3の選択肢を選んだ項目の番号に丸印をつけさせる。
・丸印をつけた項目から，できるようにしたい項目を1つ選んで二重丸をつけさせる。
・二重丸の項目を「マイチャレンジ」の「5回目：ワンランクアップの目標」の行動目標に書いてもらう。

ここに時間をしっかりとるように，はじめの感想の部分の時間を調整すること。

§スライド5-6

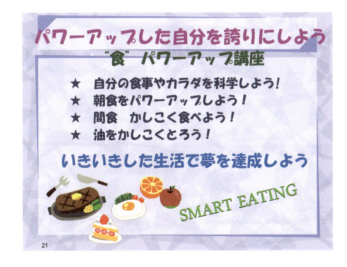

最後にプログラム実施者から自分の言葉で生徒にメッセージを伝えよう。

「食育ノート」は家族にも見てもらい，感想やサインをもらってきてほしい旨をお願いする。

次回6回目で「食育ノート」は一度回収し，後日返却することを伝える。

ニュースレター 第4報

"食"パワーアップ講座　ご家族の皆様へ News Letter 最終版④
「SMART EATING」…かしこく食べよう！パワーアップした自分を誇りにしよう！
～ かしこく食べるコツを一緒に考える、中学校・家庭連携型食育プログラム ～

　子どもたちは、「いきいきとした生活で夢達成」をめざし、6回の講座に取り組んでまいりました。その間、中学校の諸先生方、ご家族の皆様には数々のご支援、ご教導をいただきまして、ありがとうございました。News Letter 最終版にあたり本講座のポイントをお届けします。学習成果をぜひご活用ください。

SMART EATING No1
「朝食を毎日食べる　おかずも食べる！」
⇒朝食を毎日食べることが未来を変える！

SMART EATING No2
「夜11時半には寝る準備！」

SMART EATING No3
「ヘビーな間食は週3回までにしよう！」

SMART EATING No4
「飲食は遅くても夜10時頃までに済ませましょう！」

SMART EATING No5
「水分補給は水やお茶にしましょう！」

SMART EATING No6
「油の多い料理を食べる時には、マヨネーズやドレッシングは控えめに」

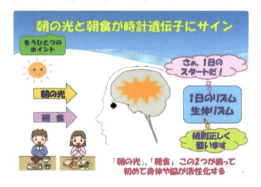

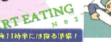

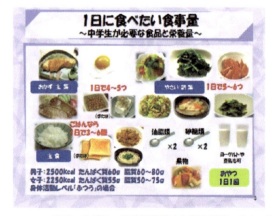

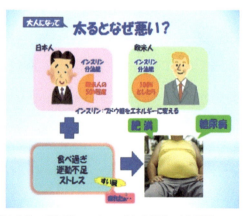

発行：中学校・家庭連携熊本食育推進班　代表　熊本県立大学　地域連携センター　特任准教授　渡邉純子

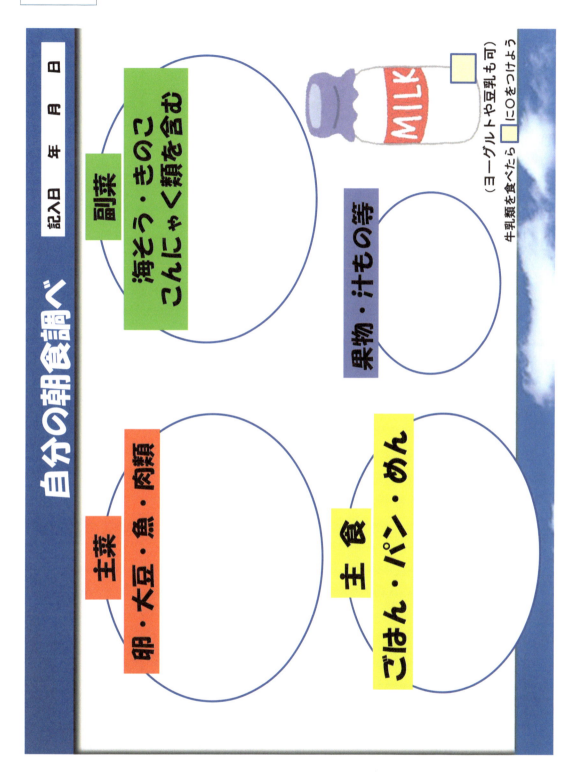

資料 C-2

朝食に主食・主菜・副菜・牛乳をとるためには？
～自分やほかの人のアイディアを書いてみよう～

	アイディア
主食	・ ・ ・ ・
主菜	・ ・ ・ ・
副菜	・ ・ ・ ・
牛乳	・ ・

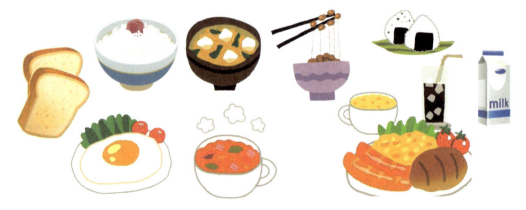

資料 C-3

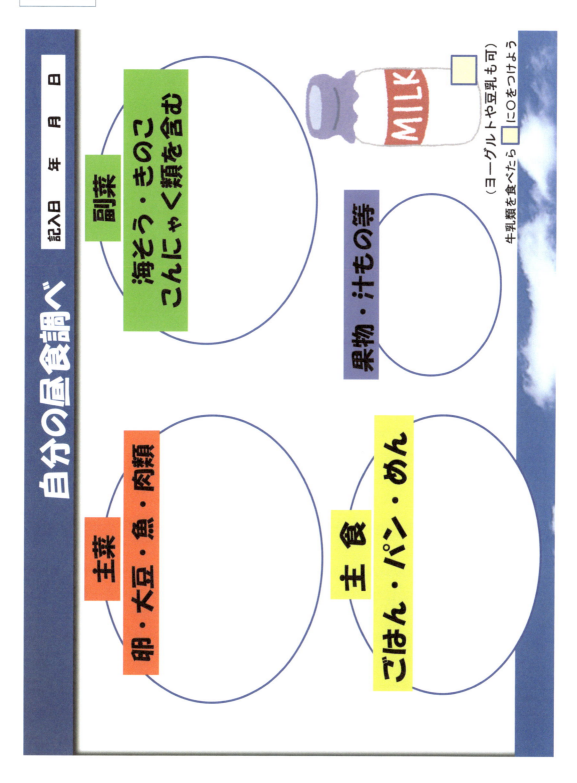

資料 C-4

マイチャレンジ
行動目標を決めよう！目標の振り返りもしよう！

教室テーマ		行動目標	振り返り		
			3回目	4回目	5回目
2回目	朝食を パワーアップしよう！	・ ・ <追加>			
3回目	かしこい間食 どう選ぶ？	・ ・ <追加>			
4回目	油断大敵！ 油のとり方を知ろう！	・ ・ <追加>			
5回目	進化した自分を 科学的に見てみよう！	<ワンランクアップの目標> ＊まだできていなかったことを1つだけ行動目標にしよう ・			

＊「目標」欄には、各回で考えた自分の行動目標を書きましょう。
＊「振り返り」欄には、実行頻度を○、△、×で書きましょう。
　　○：ほぼできた（5～7日/週）
　　△：半分できた（3～4日/週）
　　×：ほとんどできなかった（0～2日/週）
　○の場合は、これからもがんばって続けましょう。
　△や×だった場合は、なぜできなかったか、どうしたら
　できるようになるか考えてみよう。

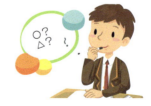

2.3 PADOKによる食育の効果

資料 C-5

今の自分の体格は大丈夫？

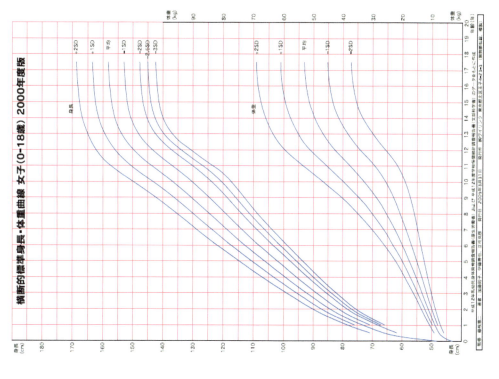

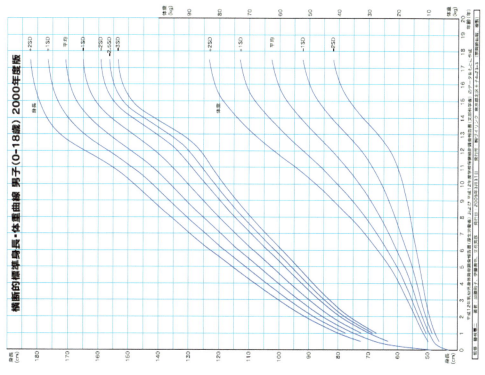

資料 C-6

ドレッシングの栄養表示を調べてみよう
～栄養表示を見て、下の表に書き写してみよう～

3銘柄を調べてみよう

	1	2	3
商品名			
エネルギー (kcal)	kcal	kcal	kcal
たんぱく質 (g)	g	g	g
脂質 (g)	g	g	g
炭水化物 (g)	g	g	g
ナトリウム (mg)	mg	mg	mg

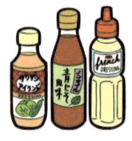
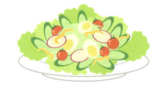

資料 C-7

ファイナルチェック
〜ここ1週間くらいの自分を振り返ってみよう〜

> どのくらいの頻度でできるようになったでしょうか
> 1. まったくできなかった　2. 週に1〜2回できた　3. 週に3〜4回できた
> 4. 週に5〜6回できた　　　5. 毎日できた

1. 朝食をほぼ毎日食べている
2. 朝食に、主食(ごはん・パン・めんなど)を食べている
3. 朝食に、主菜(卵・魚・肉・とうふ・大豆製品など)を食べている
4. 朝食に、副菜(野菜・海そう・きのこ類)を食べている
5. 朝食に、牛乳・ヨーグルト・豆乳を食べている
6. 夜12時には、ぐっすり眠っている
7. 1回に300kcal以上の間食は週3回までにしている
8. 水分補給は、糖分の多い飲料ではなくお茶や水を飲んでいる
9. 夜の飲食は10時頃までにしている
10. 油の多い料理(揚げ物・カレー・サンドイッチ・炒めもの等)を食べる時にはマヨネーズやドレッシングは控えめにしている

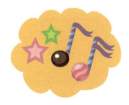

資料 C-8

このプログラムを受けた感想を書いてみましょう

新しく知ったことはありましたか？
このプログラムを受けるようになってから、自分に変化はありましたか？
友達や家族とこのプログラムの内容について話すことはありましたか？
どんなことでもいいので、感想を書いてみましょう。

家族にもこのプログラムの感想を書いていただきましょう

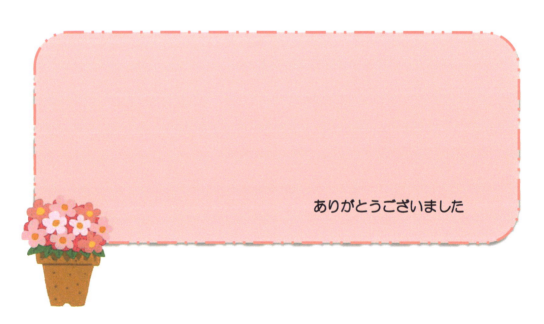

ありがとうございました

資料 C–9

中学生の食事・生活習慣と健康質問票 　　（　）年（　）組（　）番　氏名（　　　　　　　）

最近1ヶ月くらいのあなたの食事や生活、健康状態について、あてはまる番号を○で囲んでください。

#		質問	1	2	3	4	5
1	♪	朝食に、ごはん・パン・めんなどの主食を食べる。	いつもできる	週に5〜6回できる	週に3〜4回できる	週に1〜2回できる	まったくできない
2	♪	朝食に、卵・魚・肉・とうふ・大豆製品などの主菜を食べる。	いつもできる	週に5〜6回できる	週に3〜4回できる	週に1〜2回できる	まったくできない
3	♪	朝食に、野菜類を食べる。	いつもできる	週に5〜6回できる	週に3〜4回できる	週に1〜2回できる	まったくできない
4	♪	昼食に、卵・魚・肉・とうふ・大豆製品などの主菜を食べる。	いつもできる	週に5〜6回できる	週に3〜4回できる	週に1〜2回できる	まったくできない
5	♪	昼食に、野菜類を食べる。	いつもできる	週に5〜6回できる	週に3〜4回できる	週に1〜2回できる	まったくできない
6	♪	牛乳・ヨーグルト・豆乳などの乳製品を食べる。	いつもできる	週に5〜6回できる	週に3〜4回できる	週に1〜2回できる	まったくできない
7	♪	油の多い料理や食品をとり過ぎないようにする。	いつもできる	週に5〜6回できる	週に3〜4回できる	週に1〜2回できる	まったくできない
8	♪	夜10時以降の間食は食べない。	いつもできる	週に5〜6回できる	週に3〜4回できる	週に1〜2回できる	まったくできない
9	♪	運動やストレッチなど体を動かす。	いつもできる	週に5〜6回できる	週に3〜4回できる	週に1〜2回できる	まったくできない
10	♪	夜12時には、ぐっすり眠っている。	いつもできる	週に5〜6回できる	週に3〜4回できる	週に1〜2回できる	まったくできない
11	♪	睡眠時間は、6時間以上である。	いつもできる	週に5〜6回できる	週に3〜4回できる	週に1〜2回できる	まったくできない
12	♪	現在、自分の健康状態は	とてもよい	まあよい	どちらともいえない	あまりよくない	よくない
13	♫	学校生活が楽しい	まったく感じない	あまり感じない	ときどき感じる	かなり感じる	いつも感じる
14	♫	疲れを感じる	まったく感じない	あまり感じない	ときどき感じる	かなり感じる	いつも感じる
15	♫	頭痛がする	まったく感じない	あまり感じない	ときどき感じる	かなり感じる	いつも感じる
16	♫	身体がだるい	まったく感じない	あまり感じない	ときどき感じる	かなり感じる	いつも感じる
17	♫	イライラする	まったく感じない	あまり感じない	ときどき感じる	かなり感じる	いつも感じる
18	♫	集中力がない	まったく感じない	あまり感じない	ときどき感じる	かなり感じる	いつも感じる
19	♫	やる気がでない	まったく感じない	あまり感じない	ときどき感じる	かなり感じる	いつも感じる
20	♫	朝、すっきり起きられない	まったく感じない	あまり感じない	ときどき感じる	かなり感じる	いつも感じる
21	♫	胃やお腹の調子が悪い	まったく感じない	あまり感じない	ときどき感じる	かなり感じる	いつも感じる
22	♫	肩がこる	まったく感じない	あまり感じない	ときどき感じる	かなり感じる	いつも感じる

3

栄養アセスメントのための食事摂取量の評価

　第3章では，食事摂取量の評価プログラムであるFFQW82の本体と，それをPC用プログラムで分析した評価結果例を掲載し，具体的にどのような評価が可能であるかについて理解を深められるよう図った。

3.1　半定量式食物摂取量頻度調査票FFQW82

　食物摂取頻度調査票 (food frequency questionnaire；FFQ) は1週間，1か月，1年などと比較的長期間の平均的摂取量の食事摂取量を評価するための調査票であり，食品リストとその頻度で構成される (Willett [R1])。基本的には食品リスト food list を提示し，それぞれの食品をどのくらいの頻度で食べているかを尋ねる。さらに1回に摂取される食品のポーションサイズを尋ねる形式のものもあり，これを半定量食物摂取頻度調査票と呼ぶ。食物摂取頻度調査票は，個人の食事摂取状況を把握する方法として「簡便さ」を考えると最も機能する方法とされており，これまで日本も含めて，いくつかの調査票が開発されてきている。このような調査票として筆者らが開発したFFQW82の利用法について，以下で概説する。FFQW82は栄養教育で重要な意味を持つ朝・昼・夕食別に摂取量を評価できることが大きな特徴である。詳細については成書 (山岡ら，2015 [R2]) を参照されたい。FFQW82のファイルは朝倉書店Webサイト (https://www.asakura.co.jp/) の本書サポートページより無料ダウンロードできる。

食品リストの構成
　FFQW82では，16食品グループからなる82項目の食品リストで構成している。その要点は，(1) 多数の人が頻繁に摂取し使用頻度が多い食品，(2) 研究対象での食事・栄養素摂取が比較的多い食品，(3) 食品の使用頻度や量に個人差がみられる食品，をまとめることである。

摂 取 頻 度
　FFQW82の摂取頻度は，6段階 (全く食べない，月に1～2回食べる，週に1～2回食べる，週に3～4回食べる，週に5～6回食べる，いつも食べる) である。

ポーションサイズ
　FFQW82のポーションサイズは，「小」，「中」，「大」と表示し，「大」は「中」の1.5倍量，「小」は「中」の1/2量としている。ポーションサイズは，調査対象の状況や食習慣を考慮するとよい。

各ポーションサイズの食品成分値
　FFQW82に示す食品リストの各食品成分値は，ポーションサイズ「中」に対応するエネルギーお

よび栄養素の標準値 (荷重平均) を男女での相違を考慮し [R2]，男女それぞれについて算定し，食品成分値のデータベースとして作成したものである．算定する際には，実際に行った調査結果などの資料等のほか，国民健康・栄養調査の調査員の経験，あるいは臨床栄養，公衆栄養の現場で栄養教育に携わる管理栄養士の経験的な食事摂取状況の把握も参考にしている．

調査票のデザイン

回答者にとって摂取頻度の選択肢や1回摂取量がわかりやすく，迷うことなく回答できることが条件となる．FFQW82では，一般的な食生活の料理や食品をイメージしやすいように，食品リストのすべての食品について実物の写真を多く取り入れている．写真もできるだけ日常の食生活でなじみのある食品・料理を選び，それぞれの特徴がわかるよう工夫して撮影している．

3.2 FFQW82の使い方

FFQW82は最初のページで回答方法を説明し，回答者がこれを読むだけで回答できるようにしている．FFQW82の食品グループ別，食事別エネルギーおよび栄養素摂取量の推定は，実際に秤量調査で測定した1日摂取量を用いて重回帰分析を利用して各食品の重みづけ値を求めて推定したものである．再現性は，1日合計エネルギーでの相関係数は男性では0.65，女性では0.69であり，エネルギー以外の9栄養素に関しても比較的良好な相関を示している．エネルギーおよび主要栄養素の推定摂取量と実摂取量の基本統計量 (1日合計) は相対差も比較的小さく，両者の相関は男性では0.61，女性では0.47という結果が得られており，欧米で開発された調査票に比べても遜色がない．

| No. | |

FFQW82 調査票

＜回答方法＞

この調査は、およそ15〜20分程度かかりますが、各項目全部すべてにお答えいただくと、あなたの平均的な1日の食事量や各栄養素の摂取量が分かります。

- この調査票のたての行には、82種類の食べ物(ごはん、塩さけ、とりもも肉など)が並んでいます。

- この調査票のよこの列は、朝食、昼食、夕食別に、各食べ物の「食べる回数」と「1回に食べる量」の記入欄です。

- この1ヶ月間でのあなたの食生活に最も近いと思われる欄(口)に「✓」印を記入してください。

- 1〜82種類の食べ物について、朝食、昼食、夕食ごとにすべてお答えください。

    ★「1回に食べる回数」は、以下の6段階です。
    ・「全く食べない」
    ・「月に1〜2回食べる」
    ・「週に1〜2回食べる」
    ・「週に3〜4回食べる」
    ・「週に5〜6回食べる」
    ・「いつも食べる」

    注)「全く食べない」食べ物にも「✓」印を記入してください。

    ★「1回に食べる量」は、「大」「中」「小」とします。
    ・「中」は、この調査票に示した写真の量を目安にしてください。
    ・「小」は、「中」の半分量くらいです。
    ・「大」は、「中」の1.5倍量くらいです。
    ・「全く食べない」場合は、「1回に食べる量」は記入しないでください。

    ※ 午前中の間食は、朝食の回答欄に朝食とあわせてご記入ください。
    午後中の間食は、昼食の回答欄に昼食とあわせてご記入ください。
    夕食後に食べたものは、夕食の回答欄にあわせてご記入ください。

3.2 FFQW82 の使い方 —— 99

100 —— 3. 栄養アセスメントのための食事摂取量の評価

FFQW82（食物摂取頻度調査）

下記の食品は、どのくらいの頻度で食べていますか。また、食べる時の1回量はどのくらいですか。
① 食べる頻度は、「全く食べない」から「食事でいつも食べる」の6段階のいずれかの欄に「✓」を付けてください。
② 1回に食べる量は、「大」「中」「小」のいずれかを選択し、✓を付けてください。
③ 「中」は下記の写真の量を示しています。
④ 「中」の2倍以上は「大」に✓を付け、「中」の半分以下は「小」に✓を付けてください。

分類	No.	食品名	中1の食品例	朝食（午前中の間食を含む）全く食べない／月に1～2回／週に1～2回／週に3～4回／週に5～6回／いつも朝食にて	1回量（小・中・大）	昼食（午後中の間食を含む）全く食べない／月に1～2回／週に1～2回／週に3～4回／週に5～6回／いつも昼食にて	1回量（小・中・大）	夕食（夜食を含む）全く食べない／月に1～2回／週に1～2回／週に3～4回／週に5～6回／いつも夕食にて	1回量（小・中・大）
卵	26	たまご	1個	0 1 2 3 4 5	小 中 大	0 1 2 3 4 5	小 中 大	0 1 2 3 4 5	小 中 大
チーズ	27	プロセスチーズ・カマンベールチーズ 1切れ	6Pチーズ1枚／スライスチーズ1枚／ピザ用チーズ1切れ分	0 1 2 3 4 5	小 中 大	0 1 2 3 4 5	小 中 大	0 1 2 3 4 5	小 中 大
大豆類	28	とうふ 1/2丁	凍りどうふ1個	0 1 2 3 4 5	小 中 大	0 1 2 3 4 5	小 中 大	0 1 2 3 4 5	小 中 大
大豆類	29	納豆 小1個	ゆで大豆 大さじ3／えだ豆 1カップ／五目大豆 大さじ4	0 1 2 3 4 5	小 中 大	0 1 2 3 4 5	小 中 大	0 1 2 3 4 5	小 中 大
大豆類	30	油あげ 1/4枚	煮物、味噌汁などに入る豆腐や油あげ、厚あげ、がんもも合わせて、お答えください。	0 1 2 3 4 5	小 中 大	0 1 2 3 4 5	小 中 大	0 1 2 3 4 5	小 中 大
大豆類	31	厚あげ 1/4枚	がんも中1/2個	0 1 2 3 4 5	小 中 大	0 1 2 3 4 5	小 中 大	0 1 2 3 4 5	小 中 大
野菜・海そう類	32	サラダ（レタス・きゅうり・トマト） 小鉢1杯	せん切キャベツ 小鉢1杯	0 1 2 3 4 5	小 中 大	0 1 2 3 4 5	小 中 大	0 1 2 3 4 5	小 中 大
野菜・海そう類	33	青菜おひたし 小鉢1杯	ブロッコリー 5ふさ／大根サラダ 小鉢1杯	0 1 2 3 4 5	小 中 大	0 1 2 3 4 5	小 中 大	0 1 2 3 4 5	小 中 大
野菜・海そう類	34	野菜いため 中皿1杯	小松菜 中皿1杯／いんげん・もやし 小鉢1杯	0 1 2 3 4 5	小 中 大	0 1 2 3 4 5	小 中 大	0 1 2 3 4 5	小 中 大
野菜・海そう類	35	野菜煮物（大根・人参・ごぼう） 小鉢1杯	味噌汁・野菜スープ（キャベツ・大根・人参・玉ねぎ・長ねぎ等） 1杯分／きんぴらごぼう 小鉢1杯／おでん・ふろふき大根 大根1切れ	0 1 2 3 4 5	小 中 大	0 1 2 3 4 5	小 中 大	0 1 2 3 4 5	小 中 大
野菜・海そう類	36	かぼちゃ煮物 3切れ	かぼちゃサラダ 小鉢1杯	0 1 2 3 4 5	小 中 大	0 1 2 3 4 5	小 中 大	0 1 2 3 4 5	小 中 大
野菜・海そう類	37	しいたけ・しめじ・えのき 小鉢1杯	エリンギ等	0 1 2 3 4 5	小 中 大	0 1 2 3 4 5	小 中 大	0 1 2 3 4 5	小 中 大
野菜・海そう類	38	こんにゃく 1/4枚	しらたき 1/3玉（袋）	0 1 2 3 4 5	小 中 大	0 1 2 3 4 5	小 中 大	0 1 2 3 4 5	小 中 大
野菜・海そう類	39	塩漬け・ぬか漬け 5切れ	たくあん漬け 3切れ／野沢菜・高菜・キムチ・福神漬け 小皿1杯	0 1 2 3 4 5	小 中 大	0 1 2 3 4 5	小 中 大	0 1 2 3 4 5	小 中 大
野菜・海そう類	40	ひじき煮物 小鉢1杯	生わかめ・めかぶ・もずく 小鉢1杯	0 1 2 3 4 5	小 中 大	0 1 2 3 4 5	小 中 大	0 1 2 3 4 5	小 中 大
野菜・海そう類	41	きゅうり酢の物 小鉢1杯		0 1 2 3 4 5	小 中 大	0 1 2 3 4 5	小 中 大	0 1 2 3 4 5	小 中 大
乳類	42	普通牛乳 コップ1杯		0 1 2 3 4 5	小 中 大	0 1 2 3 4 5	小 中 大	0 1 2 3 4 5	小 中 大
乳類	43	低脂肪乳 コップ1杯	スキムミルク 大さじ5杯	0 1 2 3 4 5	小 中 大	0 1 2 3 4 5	小 中 大	0 1 2 3 4 5	小 中 大
乳類	44	ヨーグルト カップ1杯（100g）	カップスリヨーグルト1個／飲むヨーグルト コップ1杯	0 1 2 3 4 5	小 中 大	0 1 2 3 4 5	小 中 大	0 1 2 3 4 5	小 中 大
果物類	45	みかん 中2個	オレンジ・いよかん・夏みかん／グレープフルーツ 1/2個	0 1 2 3 4 5	小 中 大	0 1 2 3 4 5	小 中 大	0 1 2 3 4 5	小 中 大
果物類	46	バナナ 1本	りんご・なし・柿 1/2個／すいか 2切れ／いちご・ぶどう 両手1杯分	0 1 2 3 4 5	小 中 大	0 1 2 3 4 5	小 中 大	0 1 2 3 4 5	小 中 大
飲料	47	豆乳 コップ1杯		0 1 2 3 4 5	小 中 大	0 1 2 3 4 5	小 中 大	0 1 2 3 4 5	小 中 大
飲料	48	野菜ジュース（にんじん・野菜ミックスジュース） コップ1杯		0 1 2 3 4 5	小 中 大	0 1 2 3 4 5	小 中 大	0 1 2 3 4 5	小 中 大
飲料	49	果物ジュース（オレンジ・グレープフルーツ・りんご・ぶどうミックスジュース等） コップ1杯		0 1 2 3 4 5	小 中 大	0 1 2 3 4 5	小 中 大	0 1 2 3 4 5	小 中 大

3.2 FFQW82 の使い方

FFQW82（食物摂取頻度調査）

下記の食品は、どのくらいの頻度で食べていますか。また、食べる時の1回量はどのくらいですか。
① 食べる頻度は、「全く食べない」から「食べる」の6段階のいずれかに✓を付けてください。
② 1回に食べる量は、「大」「中」「小」のいずれかを選択し✓を付けてください。
③「中」は下記写真の量を示しています。
④「中」の2倍量以上は「大」に✓を付け、「中」の半分以下は「小」に✓を付けてください。

		食品例	「中」の食品例	朝食（午前中の間食を含む）						1回量			昼食（午後中の間食を含む）						1回量			夕食（夜食を含む）						1回量		
				全く食べない	月に1〜2回	週に1〜2回	週に3〜4回	週に5〜6回	朝食にいつも	小	中	大	全く食べない	月に1〜2回	週に1〜2回	週に3〜4回	週に5〜6回	昼食にいつも	小	中	大	全く食べない	月に1〜2回	週に1〜2回	週に3〜4回	週に5〜6回	夕食にいつも	小	中	大
アルコール類	50	缶ビール 1缶(500mℓ)		0	1	2	3	4	5				0	1	2	3	4	5				0	1	2	3	4	5			
	51	日本酒 1合		0	1	2	3	4	5				0	1	2	3	4	5				0	1	2	3	4	5			
	52	ワイン ワイングラス1杯		0	1	2	3	4	5				0	1	2	3	4	5				0	1	2	3	4	5			
	53	焼酎ストレート グラス1/4杯 焼酎お湯割り グラス1杯	缶入りサワー グラス1杯 梅酒 グラス1杯 ウィスキーシングル1杯 グラス1杯=200mℓ	0	1	2	3	4	5				0	1	2	3	4	5				0	1	2	3	4	5			
茶類	54	せん茶・ほうじ茶・番茶・ウーロン茶・紅茶などコップ1杯		0	1	2	3	4	5				0	1	2	3	4	5				0	1	2	3	4	5			
	55	コーヒー カップ1杯	缶コーヒー(無糖) 1本 アイスコーヒー(無糖) コップ1杯	0	1	2	3	4	5				0	1	2	3	4	5				0	1	2	3	4	5			
	56	スポーツ飲料 グラス1杯	炭酸飲料 グラス1杯 乳酸飲料 1本	0	1	2	3	4	5				0	1	2	3	4	5				0	1	2	3	4	5			
	57	うずら豆など 小皿1杯	昆布豆 小皿1杯 果汁入り飲料 グラス1杯 糖分入りコーヒー 1缶	0	1	2	3	4	5				0	1	2	3	4	5				0	1	2	3	4	5			
	58	菓子パン(あんぱん・クリームパン・ジャムパン・メロンパン・チョコロール・カレーパンなど) 1個	ゆであずき 大さじ1杯強	0	1	2	3	4	5				0	1	2	3	4	5				0	1	2	3	4	5			
	59	ショートケーキ・チョコレートケーキ パイ・タルト・ドーナツなど	パウンドケーキ 3cm幅 シュークリーム 1個	0	1	2	3	4	5				0	1	2	3	4	5				0	1	2	3	4	5			
	60	まんじゅう 小1個 ようかん 1cm幅	カステラ 1cm幅 どらやき・もなか・大福など 1/3個	0	1	2	3	4	5				0	1	2	3	4	5				0	1	2	3	4	5			
嗜好品類	61	プリン 小1個	ゼリー・ババロア 1個 シャーベット 1個	0	1	2	3	4	5				0	1	2	3	4	5				0	1	2	3	4	5			
	62	チョコレート 3かけら	チョコレート菓子 片手1杯分	0	1	2	3	4	5				0	1	2	3	4	5				0	1	2	3	4	5			
	63	揚げせんべい 2枚	かりんとう(黒・白) 3〜5本 ポテトチップス・ポップコーン・コーンスナック 片手1杯分	0	1	2	3	4	5				0	1	2	3	4	5				0	1	2	3	4	5			
	64	飴・ドロップ 2個	キャラメル 2個 バタースカッチ 2個	0	1	2	3	4	5				0	1	2	3	4	5				0	1	2	3	4	5			
	65	カップアイスクリーム 1個	アイスバー 1本 ソフトクリーム 1個	0	1	2	3	4	5				0	1	2	3	4	5				0	1	2	3	4	5			
	66	かた焼きせんべい 1枚	2枚入りせんべい かきもち 2枚	0	1	2	3	4	5				0	1	2	3	4	5				0	1	2	3	4	5			
	67	クッキー 2枚	サブレ 1枚 ビスケット 3枚	0	1	2	3	4	5				0	1	2	3	4	5				0	1	2	3	4	5			
汁もの	68	味噌汁 1杯分		0	1	2	3	4	5				0	1	2	3	4	5				0	1	2	3	4	5			
	69	ポタージュ(カップスープ・インスタントスープ含む) 1人前	すまし汁・野菜スープ・けんちん汁など	0	1	2	3	4	5				0	1	2	3	4	5				0	1	2	3	4	5			
	70	砂糖・はちみつ・ジャムなど 小さじ1杯	スティックシュガー 1本(3g) 砂糖入り缶コーヒー 1/2本	0	1	2	3	4	5				0	1	2	3	4	5				0	1	2	3	4	5			
砂糖や調味料として使うもの	71			0	1	2	3	4	5				0	1	2	3	4	5				0	1	2	3	4	5			
	72			0	1	2	3	4	5				0	1	2	3	4	5				0	1	2	3	4	5			
	73	「おひたし」や「さしみ」などに使う醤油やポン酢 小さじ1杯	煮物(かぼちゃ・いも類)・さんどにごぼう 小鉢1杯	0	1	2	3	4	5				0	1	2	3	4	5				0	1	2	3	4	5			
	74	ソース・ケチャップ 大さじ1杯		0	1	2	3	4	5				0	1	2	3	4	5				0	1	2	3	4	5			

FFQW82（食物摂取頻度調査）

※ 以下の項目は油脂の使用頻度についてお聞きしますので、すでにお答えになった料理についても、再度ご回答願います。

「中」の食品例

No.	食品	朝食（午前中の間食を含む）	昼食（午後中の間食を含む）	夕食（夜食を含む）	1回量
		全く食べない / 月に1〜2回 / 週に1〜2回 / 週に3〜4回 / 週に5〜6回 / 毎日1つも	全く食べない / 月に1〜2回 / 週に1〜2回 / 週に3〜4回 / 週に5〜6回 / 毎日1つも	全く食べない / 月に1〜2回 / 週に1〜2回 / 週に3〜4回 / 週に5〜6回 / 毎日1つも	小 中 大
75	ピーナッツ・アーモンド・カシューナッツなど 片手1杯／ごま 大さじ1杯	0 1 2 3 4 5	0 1 2 3 4 5	0 1 2 3 4 5	
76	カレーライス・ハヤシライス・シチューなど 1人前	0 1 2 3 4 5	0 1 2 3 4 5	0 1 2 3 4 5	
77	マヨネーズドレッシング 大さじ1杯／ポテトサラダ・マカロニーサラダなど 小鉢1杯	0 1 2 3 4 5	0 1 2 3 4 5	0 1 2 3 4 5	
78	ノンオイルドレッシング 大さじ1杯	0 1 2 3 4 5	0 1 2 3 4 5	0 1 2 3 4 5	
79	バター・マーガリン 大さじ1杯／固形バター・マーガリン 1切れ／トースト・サンドイッチ・バター焼きなど 1人前	0 1 2 3 4 5	0 1 2 3 4 5	0 1 2 3 4 5	
80	焼きそば・チャーハン・ピラフ 1人前	0 1 2 3 4 5	0 1 2 3 4 5	0 1 2 3 4 5	
81	野菜炒め 中皿1杯分／中国炒めもの 1人前	0 1 2 3 4 5	0 1 2 3 4 5	0 1 2 3 4 5	
82	天ぷら・フライ・カツ 1人前／コロッケ 2個／から揚げ 4個／冷凍食品の揚げもの 2個	0 1 2 3 4 5	0 1 2 3 4 5	0 1 2 3 4 5	

油脂類

以下についてご回答ください。

[性別]　男性・女性
[年齢]　（　　）歳
[身長]　（　　）cm
[体重]　（　　）kg

[日常生活] 1週間の平均的な日常生活を教えてください。最も近いものを1つ選択してください。
1. 座っている仕事が多い。または、家にいることが多い。
2. 立ってする仕事や歩き回る仕事が多い。または、20分以上の運動等を週に3回以上行う。
3. 頻繁に休まないとできない仕事が多い。または、毎日1時間以上の運動を行う。

ありがとうございました。

3.3 FFQW82 の結果の説明

FFQW82 では PC プログラムを用いれば，回答者の回答結果からエネルギー等栄養素摂取量の必要量と目標量 (食事摂取基準 (2010 年版) [R3]) に照らして分析結果を提示する．図 17 に出力例を挙げた．栄養素摂取量の推定は，朝食・昼食・夕食別および 1 日量の推定値が表示される．食事診断結果報告書として回答者に対し迅速にフィードバックすることで，回答者自身は習慣的な食生活の改善点を迅速，かつ具体的に認識でき，効果的な教育ツールとして活用できる．ライフスタイル改善プログラムの実施者は，FFQW82 の分析結果に対応した回答者の行動目標設定や改善効果を創出するための具体的な計画・実施方法の指標としても有用であろう．

＜エネルギー量＞

食事診断結果：「**1．あなたの 1 日あたりのエネルギー摂取量はどのくらいでしたか？**」

- エネルギー目標量は食事摂取基準に基づく推定エネルギー必要量の ±10% に設定してあり，固定されている．しかし必ずしもこの範囲である必要はないため，目安として考えればよい．

食事診断結果：「**2．1 日の 3 食の配分はどうでしたか？**」

- 各食事のエネルギー目標量は 1 日の推定エネルギー必要量の 1/3 量ずつに設定してある．日本人の食事は夕食が重たくなりがちだが，生活習慣病予防とその重度化予防を考慮すると，夕食のエネルギー目標量も多すぎないことが望ましい．

＜穀類摂取量＞

食事診断結果：「**3．主食やいも類 (穀類・いも類) は十分でしたか？**」

- 目標量は 1 日の推定エネルギー必要量の 55%[*1)] で設定し，各食事で 1/3 ずつに設定，固定してある．しかし，必ずしもこの範囲である必要はないため，目安として考えればよい．

＜野菜摂取量＞

食事診断結果：「**4．野菜 (海藻，きのこ，こんにゃく含む) は十分に食べていましたか？**」

- 目標量は [g] で表示してある．野菜 300 g を 80 kcal[*2)] とし，「野菜・海そう類」から推定されたエネルギー量を [g] に換算した．国が推奨する 1 日 350 g の野菜摂取に基づき，1 食あたり約 1/3 量の 120 g で目標を設定し，1 日 360 g の摂取量を目標にしてある．しかし，必ずしもこの範囲である必要はないため，目安として考えればよい．

＜魚介類，肉類，卵・チーズ，大豆類の摂取量＞

食事診断結果：「**5．肉や魚，卵，大豆製品，乳製品は適量食べていましたか？**」

- 推定エネルギー必要量が 1600 kcal までの場合は，魚介類，肉類，卵・チーズ，大豆類の 1 日合計の目標量は各 80 kcal で設定してる．推定エネルギー必要量が 1600 kcal 以上では魚介類，肉類の目標量は 120 kcal とし，卵・チーズ，大豆類は 80 kcal と設定してある．しかし，必ずしもこの範囲である必要はないため，目安として考えればよい．

[*1)] 食事摂取基準 (2010 年版) に基づく炭水化物エネルギー比および FFQW82 開発時の国民健康・栄養調査結果を考慮して設定．
[*2)] 野菜の摂取エネルギー量 (kcal) から野菜摂取量 (g) への換算は糖尿病交換表の考え方を利用している．

＜乳類，果物類，油脂類，嗜好品類，アルコール類の摂取量＞

食事診断結果：「5．肉や魚，卵，大豆製品，乳製品は適量食べていましたか？」のグラフ下段

- 乳類の目標量はコップ1杯（およそ180 ml）とし，120 kcalで設定してある。しかし，必ずしもこの範囲である必要はないため，目安として考えればよい。
- 果物類は80 kcalを目標量として設定してある。しかし，必ずしもこの範囲である必要はないため，目安として考えればよい。
- 油脂類の目標量は脂質エネルギー比は推定エネルギー必要量の25％に設定してある。

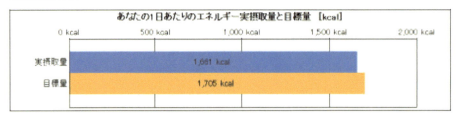

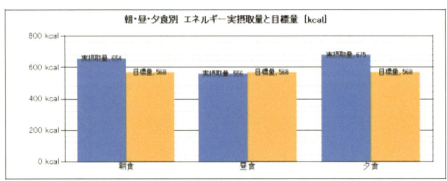

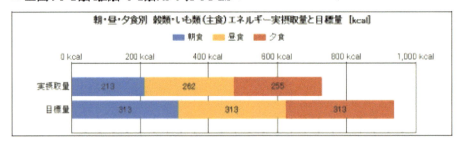

● 図17　FFQW82による食事診断結果例

＜三大栄養素の摂取量＞

食事診断結果：「三大栄養素は適量でしたか？」

※ 三大栄養素：たんぱく質，脂質，糖質

- たんぱく質： 実摂取量のほかに，食事摂取基準 (2010 年版)[R3] の「推定平均必要量」(診断結果では「必要量」として表記し，ある母集団における必要平均量の推定値である母集団に属する 50%の人が必要量を満たすと推定される量) と「推奨量」(ある母集団に属するほとんど (97〜98%) の人において 1 日の必要量を満たすと推定される 1 日の摂取量) が表記されている。
- 脂質： 実摂取量のほかに下限値 (診断結果では「下限」と表記し，エネルギー目標量に対する脂質エネルギー比 20%で設定) と上限値 (診断結果では「上限」と表記し，同 25%で設定) を表記している。
- 糖質実摂取量のほかに下限値 (診断結果では「下限」と表記し，エネルギー目標量に対する炭水化物エネルギー比 51%で設定) と上限値 (診断結果では「上限」と表記し，同 69%で設定) を表記している。

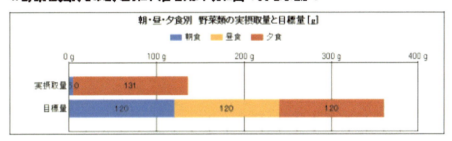

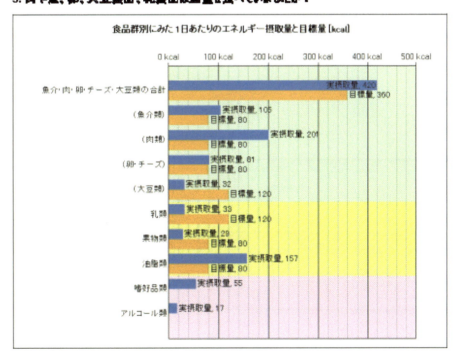

(図 17 つづき)

＜カリウム，カルシウム，マグネシウムの摂取量＞

食事診断結果:「カリウム，カルシウム，マグネシウムは適量でしたか？」

- カリウム： 実摂取量のほかに，食事摂取基準(2010年版)の「目標量」(診断結果では「目標量」と表記し，生活習慣病の一次予防を目的として，現在の日本人が当面目標とすべき摂取量)を表記している。
- カルシウム： 実摂取量のほかに，食事摂取基準(2010年版)の「推奨量」(診断結果には「目標量」と表記し，ある母集団に属するほとんど(97〜98％)の人において1日の必要量を満たすと推定される1日の摂取量)を表記している。
- マグネシウム： 実摂取量のほかに，食事摂取基準(2010年版)の「推定平均必要量」(診断結果では「目標量」と表記し，ある母集団における必要平均量の推定値である母集団に属する50％の人が必要量を満たすと推定される量)を表記している。 国民健康・栄養調査の結果より実現

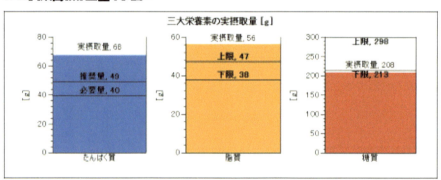

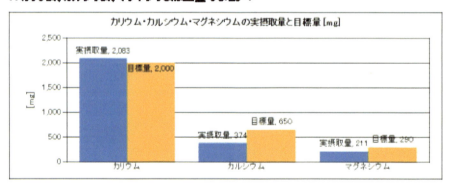

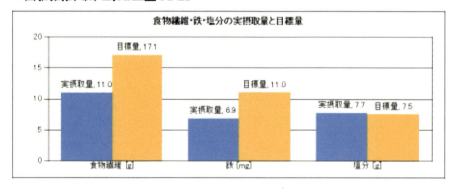

(図17 つづき)

可能性を考慮し，目標量は少なめの「推定平均必要量」で設定してある。

＜食物繊維，鉄，塩分の摂取量＞

食事診断結果：「食物繊維，鉄，塩分は適量でしたか？」

- 食物繊維： 実摂取量のほかに，目標量は生活習慣病予防を考慮し，目標エネルギー量 1000 kcal に対して食物繊維 10 g の換算で表記している．
- 鉄： 実摂取量のほかに，食事摂取基準 (2010 年版) の「推奨量」 (診断結果には「目標量」と表記し，ある母集団に属するほとんど (97〜98%) の人において 1 日の必要量を満たすと推定される 1 日の摂取量) を表記している．
- 塩分： 実摂取量のほかに，食事摂取基準 (2010 年版) の「目標量」 (診断結果では「目標量」と表記し，生活習慣病の一次予防を目的として，現在の日本人が当面目標とすべき摂取量の上限値) を表記している．

3.4 翻訳版 FFQW82

Dietary Intake Questionnaire

FFQW82

⟨Answering Procedures⟩

It will take around 15 minutes to respond the questions. By filling in your answers to all the questions contained in each item, the FFQW82 will show the average of your daily dietary intake.

- In the column of this questionnaire, 82 foods (includes rice, pork, chicken, salmon, etc.) are listed vertically.
- In the row of this questionnaire, "frequency" and "portion size" for breakfast, lunch, and dinner are listed horizontally.
- By considering your dietary habit during the last one month, please fill in the box "□" of both of "frequency" and "portion size" with a check mark " √ " where the eating lifestyle best match.
- Please answer all food lists of 1 to 82 for breakfast, lunch and dinner.

★ "Frequency" is set in 6 levels as below;
  - Never
  - 1～2 per month
  - 1～2 per week
  - 3～4 per week
  - 5～6 per week
  - Everyday

Note: When you never eat a food, please put the check mark on the category of "Never".

★ "Portion size" is set as "S=small", "M=medium" and "L=large".
  - "M=medium" is shown in the photograph of the food list of this questionnaire.
  - "S =small" is around half the size of "M=medium".
  - "L = large" is around 1.5 times large as the size of "M=medium".
  - It is not necessary to fill the "portion size" for those foods which you have chosen as "Never" in "frequency".

Note: When checking the portion size, snacks you ate during morning should also be included in the answering section for breakfast.

Snacks you ate during afternoon should also be included in the answering section for lunch.

Anything you ate after dinner should also be included in the answering section for dinner.

FFQW82 (Semi-Quantitative Food Frequency Questionnaire W82)

During the past month, how often did you eat a serving of each of the foods listed here?

① There are 6 response categories: Never; 1~2 times per month; 1~2 times per week; 3~4 times per week; 5~6 times per week; and Every day. Please mark only one answer with a ✓ for each question.

② There are 3 response categories for the portion size: Small (S), less than 0.5 portions; Medium (M), 1 portion; and Large (L), more than 1.5 portions.

An example of "Medium; 1 portion" is shown for each food as a photograph.

Please mark only one answer with a ✓ for each question. If you didn't eat a food, do not add a ✓ for that question.

"Medium" 1 portion size (for example)

Grains group (including potatoes)

1. Rice (1 cup medium bowl) / Rice ball (1.5 pieces) / Inari or futomaki sushi (3 pieces)
2. Curry and rice or Chinese-style fried rice (1 portion)
3. Nigirizushi, katsudon, or oyakodon (1 portion)
4. White bread (½ loaf) / Soft rolls (2 pieces) / French bread (3 pieces) / Sandwich (2 cuts) / Rice as part of a lunch box or set meal (1 portion) / Rice cake (2 pieces)
5. Udon or soba noodles (1 portion) / Somen noodles (1 portion)
6. Chinese noodles or yakisoba (1 portion) / Instant chinese noodles (1 portion) / Instant chinese noodles packed in cups (1 portion)
7. Spaghetti or penne pasta (1 portion)
8. Potatoes (1 portion) / Sweet potato (½ of medium size) / Nikujaga (1 portion) / Potato salad or croquettes (1 portion)
9. Cornflakes (1 portion)
10. Pizza (1 portion) / Pancakes (2 pancakes) / Okonomiyaki (1 sheet) or takoyaki (8 items) / Macaroni salad (1 cup/small bowl)
11. Jiaozi Chinese meat dumplings (5 items) / Shumai Chinese meat dumplings (3 large items) / Harumaki (2 items) / Outer steamed wheat dough of jiaozi/shumai or starch

Seafood group

12. Salted horse mackerel (1 piece)
13. Horse mackerel (1 portion) / Raw sea bream or olive flounder sashimi (5 pieces) / Salted atka mackerel (½ portion) / Swordfish, cod, or righteye flounder (1 piece)
14. Pacific saury (½ portion) / Mackerel (½ portion) / Yellowtail or Japanese Spanish mackerel (1 piece) / Sardine (1 portion) / Sashimi (4 pieces)
15. Kuruma prawns (4 items) / Japanese common squid (½ portion) / Common octopus (1 portion)
16. Giant Ezo scallop, adductor muscle (2 pieces) / Short-necked clam (10~12 pieces) / Miso soup with Corbicula clam (1 cup) / Pacific oysters (3 pieces)
17. Sardine or boiled and dried whitebait (2 spoonfuls) / Salted walleye pollock (½ piece) / Chum salmon roe and sugar (1 large spoonful) / Algae simmered in soy sauce (1 large spoonful)
18. Mushi-kamaboko surimi (4 × 1.5 cm pieces) / Yaki-chikuwa surimi (1 piece) / Satsuma-age surimi (1 piece)
19. Canned tuna (½ can) / Canned mackerel (½ can) / Canned Pacific saury or Japanese pilchard (½ can)

Meat group

20. Pork steak with ginger (3 pieces) / Breaded pork steak (½ piece) / Pork stew (1 cup/small bowl) / Stir-fried pork with vegetables (1 portion)
21. Chicken thigh/breast (½ piece) / Fried chicken (3 pieces) / Chicken skewers (2 pieces) / Chicken stew (1 cup/small bowl)
22. Beef steak (½ piece) / Beef with rice (1 portion) / Beef stew (1 portion) / Thinly sliced beef (2 pieces)
23. Hamburger (1 portion) / Meatballs (3 pieces) / Mince cutlet (1 portion) / Minced meat in sauce or other minced meat dish (1 portion)
24. Pork loin ham (2 pieces) / Vienna pork sausages (2 pieces) / Pork bacon (2 pieces)
25. Chicken liver, tongue, or heart skewers (2 items) / Stewed giblets (1 portion)

Please think about other meat and minced meat dishes such as stews, stir-fried vegetables, and soups.

Frequency	Breakfast (including morning snacks)						Portion size			Lunch (including afternoon snacks)						Portion size			Dinner (including evening snacks)						Portion size		
	Never 0	1~2 per month 1	1~2 per week 2	3~4 per week 3	5~6 per week 4	Every day 5	S	M	L	Never 0	1~2 per month 1	1~2 per week 2	3~4 per week 3	5~6 per week 4	Every day 5	S	M	L	Never 0	1~2 per month 1	1~2 per week 2	3~4 per week 3	5~6 per week 4	Every day 5	S	M	L
1	0	—	2	3	4	5				0	—	2	3	4	5				0	—	2	3	4	5			
2	0	1	2	3	4	5				0	1	2	3	4	5				0	1	2	3	4	5			
3	0	1	2	3	4	5				0	1	2	3	4	5				0	1	2	3	4	5			
4	0	1	2	3	4	5				0	1	2	3	4	5				0	1	2	3	4	5			
5	0	—	2	3	4	5				0	1	2	3	4	5				0	1	2	3	4	5			
6	0	1	2	3	4	5				0	1	2	3	4	5				0	1	2	3	4	5			
7	0	1	2	3	4	5				0	1	2	3	4	5				0	1	2	3	4	5			
8	0	1	2	3	4	5				0	1	2	3	4	5				0	1	2	3	4	5			
9	0	1	2	3	4	5				0	1	2	3	4	5				0	1	2	3	4	5			
10	0	1	2	3	4	5				0	1	2	3	4	5				0	1	2	3	4	5			
11	0	1	2	3	4	5				0	1	2	3	4	5				0	1	2	3	4	5			
12	0	1	2	3	4	5				0	1	2	3	4	5				0	1	2	3	4	5			
13	0	1	2	3	4	5				0	1	2	3	4	5				0	1	2	3	4	5			
14	0	1	2	3	4	5				0	1	2	3	4	5				0	1	2	3	4	5			
15	0	1	2	3	4	5				0	1	2	3	4	5				0	1	2	3	4	5			
16	0	1	2	3	4	5				0	1	2	3	4	5				0	1	2	3	4	5			
17	0	1	2	3	4	5				0	1	2	3	4	5				0	1	2	3	4	5			
18	0	1	2	3	4	5				0	1	2	3	4	5				0	1	2	3	4	5			
19	0	1	2	3	4	5				0	1	2	3	4	5				0	1	2	3	4	5			
20	0	1	2	3	4	5				0	1	2	3	4	5				0	1	2	3	4	5			
21	0	1	2	3	4	5				0	1	2	3	4	5				0	1	2	3	4	5			
22	0	1	2	3	4	5				0	1	2	3	4	5				0	1	2	3	4	5			
23	0	1	2	3	4	5				0	1	2	3	4	5				0	1	2	3	4	5			
24	0	1	2	3	4	5				0	1	2	3	4	5				0	1	2	3	4	5			
25	0	1	2	3	4	5				0	1	2	3	4	5				0	1	2	3	4	5			

FFQW82 (Semi-Quantitative Food Frequency Questionnaire W82)

During the past month, how often did you eat a serving of each of the foods listed here?

① There are 6 response categories: Never; 1~2 times per month; 1~2 times per week; 3~4 times per week; 5~6 times per week; and Every day. Please mark only one answer with a ✓ for each question.

② There are 3 response categories for the portion size: Small (S), less than 0.5 portions; Medium (M), 1 portion; and Large (L), more than 1.5 portions.

An example of "Medium; 1 portion" is shown for each food as a photograph.

Please mark only one answer with a ✓ for each question. If you didn't eat a food, do not add a ✓ for that question.

Group	No.	Food ("Medium" 1 portion size, for example)
Egg	26	Egg (1 item) / Chilled savoury egg custard (100 g) / Hot savoury egg custard (1 portion)
Cheese	27	Processed cheese or camembert (1 slice) / Sliced cheese (1 slice) / Soft cheese wedge (1 piece) / Cheese for pizza (1 portion)
Soybeans group	28	Tofu (½ portion) / Freeze-dried tofu (1 portion)
	29	Fermented soybeans (1 portion) / Boiled soybeans (3 tablespoons) / Fresh soybeans (1 cup) / Mixed beans (4 tablespoons)
	30	Abura-age double-fried tofu (¼ piece)
	31	Fried slices of drained tofu (¼ cut size) / Tofu and vegetable fritter (½ item)
	32	Lettuce, cucumber, and tomato salad (1 portion) / Shredded cabbage (1 portion) / Radish salad (1 portion) / Cucumber vinegar (1 portion)
	33	Boiled spinach (1 portion) / Boiled broccoli (1 portion) / Boiled kidney beans or bean sprouts (1 portion)
	34	Fried vegetables (1 portion) / Chop suey (1 portion)
	35	Boiled Japanese radish/carrot/edible burdock (1 portion) / Kinpira burdock (1 portion) / Oden stew or furofuki radish (1 portion)
	36	Boiled pumpkin (1 portion) / Pumpkin salad (1 portion)
Vegetables・Algaes group	37	Miso soup or vegetable soup with cabbage/radish/carrot/onion/Welsh onion (1 portion)
	38	Mushrooms including shiitake/hatakeshimeji/winter mushrooms/King oyster mushrooms (1 portion) / Nameko mushrooms (3 tablespoons)
	39	Konjac (¼ cut) / Shirataki noodles (½ ball)
	40	Salted vegetables or vegetables pickled in salted rice bran paste (5 pieces) / Pickled Japanese radish (3 pieces) / Pickled leaves: nozawana, takana, kimchi, and/or hukujin (1 portion)
	41	Simmered hijiki seaweed (1 portion) / Raw seaweed/turnips/mozuku seaweed (1 portion)
Milk group	42	Whole milk (1 glass)
	43	Low-fat milk (1 glass) / Skimmed milk (5 tablespoons)
	44	Yoghurt (1 cup/100 g) / Packaged yoghurt (1 cup) / Yoghurt drink (1 glass)
Fruit group	45	Satsuma mandarins, (2 fruits) / Orange/citrus/iyokan/natsudaidai (2 fruits) / Grapefruit (½ fruit)
	46	Banana (1 fruit) / Apple/pear/persimmon (½ fruit) / Watermelon (2 slices) / Strawberries or grapes (2 handfuls)
beverage	47	Soy milk (1 glass)
	48	Vegetable juice including carrot (1 glass)
	49	Fruit juice including orange/grapefruit/apple/grape/mixed fruits (1 cup)

Frequency response options (for Breakfast including morning snacks / Lunch including afternoon snacks / Dinner including evening snacks):

Code	Frequency
0	Never
1	1~2 per month
2	1~2 per week
3	3~4 per week
4	5~6 per week
5	Every day

Portion size: S / M / L

3.4 翻訳版 FFQW82

FFQW82 (Semi-Quantitative Food Frequency Questionnaire W82)

During the past month, how often did you eat a serving of each of the foods listed here?

① There are 6 response categories: Never; 1~2 times per month; 1~2 times per week; 3~4 times per week; 5~6 times per week; and Every day.
Please mark only one answer with a ✓ for each question.

② There are 3 response categories for the portion size: Small (S), less than 0.5 portions; Medium (M), 1 portion; and Large (L), more than 1.5 portions.
An example of "Medium; 1 portion" is shown for each food as a photograph.
Please mark only one answer with a ✓ for each question. If you didn't eat a food, do not add a ✓ for that question.

"Medium" 1 portion size (for example)

Alcohol

- 50. Can of beer (500 ml)
- 51. Sake (180 ml)
- 52. Wine (1 glass)
- 53. Distilled spirits (¼ glass) / Canned sour (1 can)
- 54. Whiskey (1 single measure) / Plum wine (1 glass)

1 glass = 200 ml

Tea group

- 55. green tea including sencha/hoji-cha/ban-cha/oolong tea or black tea (1 cup)
- 56. Coffee (1 cup) / Coffee containing sugar (1 can)
- 57. Canned sugar-free coffee (1 can) / Iced sugar-free coffee (1 cup) / Lactic acid drink (1 glass)

Confectionaries and soft drinks

- 58. Carbonated drink (1 glass) / Soft drinks containing fruit juice (1 glass)
- 59. Sports drink (1 glass)
- 60. Konbumame beans (1 portion) / Red beans 1 tablespoon
- 61. Uzuramame beans (1 portion)
- 62. Sweet buns including ann bun/cream bun/jam bun/melon bun/chokokorone/curry bun (1 item)
- 63. Manjyuu youkan red bean paste bun (1 slice of 1 cm thickness) / Dorayaki/monaka/daifuku buns (½ item)
- 64. Shortcake/chocolate cake/pie/tart/donut (1 item) / Cream puff (1 item)
- 65. Custard pudding (1 item) / Jelly/Bavarian cream dessert (1 item) / Castella sponge cake (1 slice of 1 cm thickness) / Pound cake (1 slice of 3 cm thickness)
- 66. Chocolate bar (3 pieces) / Chocolate confectionery (1 handful/1 cup) / Sherbet (1 item)
- 67. Fried rice crackers (2 items) / Karintō: black or white (3~5 pieces) / Crisps/popcorn/corn snacks (1 handful/1 cup)
- 68. Caramel sweets (2 items) / Chocolate ice lolly (1 item) / Butterscotch sweets
- 69. Candies (2 items) / Ice cream (1 cup) / Rice crackers (2 items) / Soft cream dessert (1 item)
- 70. Cookies (2 items) / Hard-baked rice cracker (1 item) / Sabouret (1 item) / Biscuits (3 items) / Kakimotis (2 items)

soup

- 71. Miso soup (1 portion)
- 72. Sumasi soup/vegetable soup/kentin soup (1 portion) / Potage/instant soup (1 portion) / Canned coffee containing sugar (½ can)

Dishes made with sugar and soy sauce

- 73. Sugar/honey/jam (1 teaspoon) / Stick sugar (1 item/3 g)
- 74. Soy sauce/ponzu sauce for boiled vegetables or sashimi (1 teaspoon) / Cooked pumpkin/potatoes/burdock root with carrots (1 portion) / Brown sauce/ketchup (1 tablespoon)

	Frequency	Never	1~2 per month	1~2 per week	3~4 per week	5~6 per week	Every day	Portion size
		0	1	2	3	4	5	S / M / L
Breakfast (including morning snacks)	50	0	1	2	3	4	5	
	51	0	1	2	3	4	5	
	52	0	1	2	3	4	5	
	53	0	1	2	3	4	5	
	54	0	1	2	3	4	5	
	55	0	1	2	3	4	5	
	56	0	1	2	3	4	5	
	57	0	1	2	3	4	5	
	58	0	1	2	3	4	5	
	59	0	1	2	3	4	5	
	60	0	1	2	3	4	5	
	61	0	1	2	3	4	5	
	62	0	1	2	3	4	5	
	63	0	1	2	3	4	5	
	64	0	1	2	3	4	5	
	65	0	1	2	3	4	5	
	66	0	1	2	3	4	5	
	67	0	1	2	3	4	5	
	68	0	1	2	3	4	5	
	69	0	1	2	3	4	5	
	70	0	1	2	3	4	5	
	71	0	1	2	3	4	5	
	72	0	1	2	3	4	5	
	73	0	1	2	3	4	5	
	74	0	1	2	3	4	5	

The same frequency (0–5) and portion size (S/M/L) response grid is repeated for **Lunch (including afternoon snacks)** and **Dinner (including evening snacks)** for items 50–74.

FFQW82 (Semi-Quantitative Food Frequency Questionnaire W82)

※ The following food lists are designed to assess the frequency of using fats and oils. Please answer again for those food items that you already reported in your answers to the above questions.

"Medium" 1 portion size (for example)

Fats and oils

75	Peanuts/almonds/cashew nuts (1 handful/1 cup)	Sesame seeds (1 tablespoon)
76	Curry and rice/hayashi rice/stew (1 portion)	
77	Mayonnaise/dressing (1 tablespoon)	Potato salad/macaroni salad (1 portion)
78	Non-oil dressing (1 tablespoon)	
79	Butter/margarine (1 tablespoon)	Butter/margarine (1 piece)	Toast/sandwich (1 portion)
80	Fried noodles/fried rice/stir-fried rice noodles (1 portion)	
81	Fried vegetables: Japanese-style or Chinese-style (1 portion)	Fried chicken (4 pieces)
82	Tempura/fried food (1 portion) Croquettes (2 pieces)	Fried frozen food (2 pieces)

Frequency	Never 0	1〜2 per month 1	1〜2 per week 2	3〜4 per week 3	5〜6 per week 4	Every day 5	Portion size S M L
Breakfast (including morning snacks)							
75	0	1	2	3	4	5	
76	0	1	2	3	4	5	
77	0	1	2	3	4	5	
78	0	1	2	3	4	5	
79	0	1	2	3	4	5	
80	0	1	2	3	4	5	
81	0	1	2	3	4	5	
82	0	1	2	3	4	5	
Lunch (including afternoon snacks)							
75	0	1	2	3	4	5	
76	0	1	2	3	4	5	
77	0	1	2	3	4	5	
78	0	1	2	3	4	5	
79	0	1	2	3	4	5	
80	0	1	2	3	4	5	
81	0	1	2	3	4	5	
82	0	1	2	3	4	5	
Dinner (including evening snacks)							
75	0	1	2	3	4	5	
76	0	1	2	3	4	5	
77	0	1	2	3	4	5	
78	0	1	2	3	4	5	
79	0	1	2	3	4	5	
80	0	1	2	3	4	5	
81	0	1	2	3	4	5	
82	0	1	2	3	4	5	

文　　献

[R1]　Willett W.: *Nutritional Epidemiology*, Oxford University Press, 1998.
[R2]　山岡和枝，安達美佐，渡辺満利子，丹後俊郎：ライフスタイル改善の実践と評価 — 生活習慣病発症・重症化の予防に向けて —，朝倉書店，2015.
[R3]　日本人の食事摂取基準 (2010 年版)，第一出版，2009.

補足： 研究デザインの重要性

　本書で紹介した研究はすべて無作為化比較試験 (RCT) として実施したものである。同じように治療や教育 (ここでは単に治療と記述) を行っても，個人によってその反応はさまざまであり，改善する人もいれば残念ながら悪化してしまう人もいるかもしれない。このような反応のバラツキがあることを認めた上で，対照群を置き，実験・観察によって得られた治療群と対照群との差に基づいて治療効果を評価するものがRCTである。RCTの結果が，治療を受けることを検討している他の人々にも一般化できなければRCTを実施する意味がない。これを行うのが統計学的推測である。当然のことながら，データの質が悪ければどのような優れた統計的方法を用いても何もいえず，無駄に終わってしまうのである。そこでは，実施可能性の高いデザインを計画し実施すること，その結果をきちんと評価できるデザインを計画し，統計解析を行うことが必要不可欠なのである。

　対照群を置くことに反対する臨床家も少なくない。その主な理由として「効くことがわかっている方法があるのにそれをしないのは倫理に反する」ということをよく聞く。しかし，RCTを行うのは，それが効くか効かないかがわからないからこそ検証する必要があるのだということを忘れてはならない。ただ，悪さをすることではなく，効果があることを実証する目的であることは間違いない。それゆえ，効果がないとわかっていることをわざわざ対照群に実施するのは倫理に反することになる。

　それでは，なぜ対照群を置くのだろうか。それは次のようなことが起こりうるためである。つまり，何もしなくても自然治癒や自然軽快が起こりうること，治療に対する反応性などの個人差が治療効果よりも大きい可能性があること，他の要因による見かけの治癒・軽快が生じうることなどである。この場合，効果をもたらした要因が新しい治療なのか他の要因なのかの区別がつかないことになってしまう。そのために対照群 (あるいは同時対照群ともいう) との比較が意味を持つ。治療の効果は，あくまでも比較している別の方法に対する相対的な「効果の大きさ」により評価されるのである。

　せっかく対照群を置いても，それがきわめて特徴的あるいは偏った集団であった場合，治療群との差が治療の効果によるのか，対照群との背景が異なることによるのかが言及できない。そこで，確率的 (ランダム) に治療群と対照群を割り当てれば，そのような違いは均等になることが期待される。つまり，制御不可能なすべての要因の分布が治療群と対照群とで同じような分布になるよう均一化され，さらに治療前に観測されるデータのバラツキの大きさがほぼ等しくなること (等分散性) が期待される。このようにランダム化の操作により比較可能性を高めて，さらに統計解析も簡単化でき，その解釈も容易になるのである。

　RCTは本質的にはヒトを対象とした実験といわれる。そのために，このような「実験」に携わる実験者にはさまざまな倫理的責任が課される。その重要なポイントは，「劣っている」とわかっている治療を患者に適用してはならないこと，患者には治療に関するあらゆる情報を提供し，可能な限り副作用などに関する十分な説明を行って同意した上で参加してもらうインフォームド・コンセント (informed consent) を受ける必要があること，治療は患者の意思でいつでも中断・変更することが

でき，その場合にはその時点で最良と思われる治療を受けられることを保証すべきことなどである。これらの患者の利益はヘルシンキ宣言で守られている。重ねて述べるが，このような「実験」，あくまで2つの治療法のどちらの方がより有効かが誰にもわからない状況下で行われるのであり，その状況下で無作為割り付けによって実施するRCTには倫理上の問題はないと考えるのである。むしろ，比較可能性が乏しいデータに，方法論的には正しい統計学的手法を適用して誤った結果を導いてしまうことの方が，はるかに倫理的問題があろう。さらにそのデータ獲得のためにかかってしまう人的・金銭的コストや，その結果派生する不必要で不適切な治療を受けることになる患者の不利益なども大きな問題なのである。

　科学的に優れたデータを獲得し，適切な統計学的手法で分析し，エビデンスの高い治療法を導き出すためには，研究デザインが重要であり，それを適切に実践し，質の高いデータをとっていく能力が求められる。これらが揃ってこそ，優れた成果が導き出されるのである。本書では，特に後者について，これまで著者らが刊行した『ライフスタイル改善の実践と評価——生活習慣病発症・重症化の予防に向けて』(朝倉書店，2015) を補完し，実践の上で問題となる具体的な資料や取り組み方の手順を中心に，これから生活指導の実践を行いたい実務者が参考になる資料や情報を提供することに主眼を置いた。加えて，エビデンスの高い研究を実践する上で，先に述べた倫理的問題や患者への呼びかけ，依頼など，実践の場では一つ一つが重要でかつ経験が必要とされる資料などが少なくない。一例ではあるが，それらをあわせて提供することにより，よりスムーズに実践活動が行えるようになれば幸いである。

索　引

英　字

Behavior Science　44

CKD　4
CKD 診療ガイドライン　4
closed question　12

diabetes self management education/support　43

EBM　3
EBN　3
empowerment approach　43
evidence based medicine　3
evidence based nutrition　3

FFQ　96
FFQW82　10, 96, 103

HbA1c　11
Health Belief Model　44

informed consent　114

management flow　6

NCDs　1
non-communicable diseases　1

open question　12

PADOK　61
Program for Adolescent of Dietary lifestyle educa-
　　　tion in Kumamoto　61
PSMetS　42

randomized controlled trial　61
RCT　7, 61, 114

self-efficacy　44
SILE　1, 6
SMART EATING　61
Structured Individual Lifestyle Education　1

あ　行

アセスメント　9
アセスメント・記録票　32
アセスメントツール　1
アセスメントの実施　16

意思・行動に関するステージチェック　32
インフォームド・コンセント　114

栄養素摂取量の必要量　103
エビデンスの高い治療法　115
エンパワーメントアプローチ　1, 43

か　行

改善指標　22
改善目標　22
回答選択肢による質問　12
介入方針　24
科学的根拠に基づく医学　3
科学的根拠に基づく栄養学　3
確率的　114

喫煙の弊害　23
記録票　9

空腹時血糖値　11
クラスター無作為割り付けに基づく並行群間比較試験
　　　61

計画行動理論　44
血糖コントロール　1, 12
血糖上昇　12
研究デザイン　115
健康リスク　12

高血圧治療ガイドライン　4
行動科学　44
行動科学的アプローチ　6
行動変容　31
合理的行動理論　44
個別ライフスタイル改善プログラム　1
これからの目標と計画　32
コントロール目標　10

さ　行

三大栄養素　105

自覚的健康度　63
自己効力感　44
自己モニタリング　20

実施可能性の高いデザイン　114
自由回答の質問　12
主食や食事構成の決定　18
受診勧奨　23
上位目標の設定　31
障壁の検討　19
情報提供　31
初回面談時　10
食育の効果　63
食育ノート　61, 62
食事アセスメント　12
食事アセスメントの実際　26
食事摂取基準　103
食事摂取調査票　10
食事摂取に関するアセスメント基準　10
食生活の適正化　61
"食" パワーアップ講座　62
食物摂取頻度調査票　96

推定平均必要量　105
ステージ理論　44

生活時間の適正化　61
生活習慣病　1
生活・食事のポイントチェック　32
成果につながる目標　18, 30
積極的支援　31
セルフ・エフィカシー　44

た 行

体重　11
対照群　114
達成度の確認　22

中学校・家庭連携型食育プログラム　61

適正範囲　11

動機づけ　14
動機づけ支援　31
統計学的推測　114
糖尿病自己管理教育　43
糖尿病診療ガイドライン　4
等分散性　114

動脈硬化性疾患予防ガイドライン　4

な 行

内臓脂肪蓄積　12

日本人の食事摂取基準　3

は 行

半定量食物摂取頻度調査票　96
汎理論的モデル　44

比較可能性　115
悲感染性疾患　1
非感染性疾患　1

服薬の遵守　23

ヘルシンキ宣言　115

保健指導プログラム　31

ま 行

マネジメントフロー　6
慢性腎臓病　4

無作為化比較試験　114

メタボリックシンドローム　58

目標設定　23
目標の実行率　30
目標の達成状況　31
目標量　103
問題点の精査　29

や 行

優先的改善点の選定　16

ら 行

倫理的問題　115

ライフスタイル改善の成果を導く
エンパワーメントアプローチ
―メタボリック症候群と糖尿病の事例をもとに―　　定価はカバーに表示

2017年9月15日　初版第1刷
2020年9月25日　　　第3刷

著　者　安　達　美　佐
　　　　山　岡　和　枝
　　　　渡　辺　満利子
　　　　渡　邉　純　子
　　　　丹　後　俊　郎

発行者　朝　倉　誠　造

発行所　株式会社　朝倉書店

東京都新宿区新小川町6-29
郵便番号　162-8707
電　話　03(3260)0141
FAX　03(3260)0180
http://www.asakura.co.jp

〈検印省略〉

© 2017 〈無断複写・転載を禁ず〉　　印刷・製本　ウイル・コーポレーション

ISBN 978-4-254-64045-8　C 3077　　Printed in Japan

JCOPY　〈(社)出版者著作権管理機構 委託出版物〉

本書の無断複写は著作権法上での例外を除き禁じられています．複写される場合は，そのつど事前に，(社)出版者著作権管理機構（電話 03-5244-5088，FAX 03-5244-5089，e-mail: info@jcopy.or.jp）の許諾を得てください．

山岡和枝・安達美佐・渡辺満利子・丹後俊郎著
統計ライブラリー
ライフスタイル改善の実践と評価
―生活習慣病発症・重症化の予防に向けて―
12835-2　C3341　　　　　A5判 232頁 本体3700円

食事・生活習慣をベースとした糖尿病患者へのライフスタイル改善の効果的実践を計るための方法や手順をまとめたもの。調査票の作成，プログラムの実践，効果の評価，まとめ方，データの収集から解析に必要な統計手法までを実践的に解説。

慶大 渡辺　茂・麻布大 菊水健史編
情動学シリーズ1
情　動　の　進　化
―動物から人間へ―
10691-6　C3340　　　　　A5判 192頁 本体3200円

情動の問題は現在的かつ緊急に取り組むべき課題である。動物から人へ，情動の進化的な意味を第一線の研究者が平易に解説。〔内容〕快楽と恐怖の起源／情動認知の進化／情動と社会行動／共感の進化／情動脳の進化

広島大 山脇成人・富山大 西条寿夫編
情動学シリーズ2
情動の仕組みとその異常
10692-3　C3340　　　　　A5判 232頁 本体3700円

分子・認知・行動などの基礎，障害である代表的精神疾患の臨床を解説。〔内容〕基礎編（情動学習の分子機構／情動発現と顔・脳発達・報酬行動・社会行動），臨床編（うつ病／統合失調症／発達障害／摂食障害／強迫性障害／パニック障害）

学習院大 伊藤良子・富山大 津田正明編
情動学シリーズ3
情　動　と　発　達・教　育
―子どもの成長環境―
10693-0　C3340　　　　　A5判 196頁 本体3200円

子どもが抱える深刻なテーマについて，研究と現場の両方から問題の理解と解決への糸口を提示。〔内容〕成長過程における人間関係／成長環境と分子生物学／施設入所児／大震災の影響／発達障害／神経症／不登校／いじめ／保育所・幼稚園

東京都医学総合研究所 渡邊正孝・京大 船橋新太郎編
情動学シリーズ4
情　動　と　意　思　決　定
―感情と理性の統合―
10694-7　c3340　　　　　A5判 212頁 本体3400円

意思決定は限られた経験と知識とそれに基づく期待，感情・気分等の情動に支配され直感的に行われることが多い。情動の役割を解説。〔内容〕無意識的な意思決定／依存症／セルフ・コントロール／合理性と非合理性／集団行動／前頭葉機能

名市大 西野仁雄・筑波大 中込四郎編
情動学シリーズ5
情　動　と　運　動
―スポーツとこころ―
10695-4　C3340　　　　　A5判 224頁 本体3700円

人の運動やスポーツ行動の発現，最適な実行・継続，ひき起こされる心理社会的影響・効果を考えるうえで情動は鍵概念となる。運動・スポーツの新たな理解へ誘う。〔内容〕運動と情動が生ずる時／運動を楽しく／こころを拓く／快適な運動遂行

東京有明医療大 本間生夫・帯津三敬病院 帯津良一編
情動学シリーズ6
情　動　と　呼　吸
―自律系と呼吸法―
10696-1　C3340　　　　　A5判 176頁 本体3000円

精神に健康を取り戻す方法として臨床的に使われる意識呼吸について，理論と実践の両面から解説。〔内容〕呼吸と情動／自律神経と情動／香りと情動／伝統的な呼吸法（坐禅の呼吸，太極拳の心・息・動，ヨーガと情動）／補章：呼吸法の系譜

味の素 二宮くみ子・玉川大 谷　和樹編
情動学シリーズ7
情　動　と　食
―適切な食育のあり方―
10697-8　C3340　　　　　A5判 264頁 本体4200円

食育，だし・うまみ，和食について，第一線で活躍する学校教育者・研究者が平易に解説。〔内容〕日本の小学校における食育の取り組み／食育で伝えていきたい和食の魅力／うま味・だしの研究／発達障害の子供たちを変化させる機能性食品

国立成育医療研 奥山眞紀子・慶大 三村　將編
情動学シリーズ8
情　動　と　ト　ラ　ウ　マ
―制御の仕組みと治療・対応―
10698-5　C3340　　　　　A5判 244頁 本体3700円

根源的な問題であるトラウマに伴う情動変化について治療的視点も考慮し解説。〔内容〕単回性・複雑性トラウマ／児童思春期（虐待，愛着形成，親子関係，非行・犯罪，発達障害）／成人期（性被害，適応障害，自傷・自殺，犯罪，薬物療法）

椙山女大 五百部裕・名工大 小田　亮編
心　と　行　動　の　進　化　を　探　る
―人間行動進化学入門―
52304-1　C3011　　　　　A5判 216頁 本体2900円

人間行動に関わる研究成果から「心の進化」を解説した人間行動進化学の入門テキスト。〔内容〕進化と人間行動／ヒトはなぜ助け合うのか／人はなぜ違うのか／ヒトはなぜ恋愛するのか／認知考古学が示す認知進化のプロセス／人間行動の観察法

北里大 鶴田陽和著
すべての医療系学生・研究者に贈る
独習統計学24講
―医療データの見方・使い方―
12193-3　C3041　　　　　A5判 224頁 本体3200円

医療分野で必須の統計的概念を入門者にも理解できるよう丁寧に解説。高校までの数学のみを用い，プラセボ効果や有病率など身近な話題を通じて，統計学の考え方から研究デザイン，確率分布，推定，検定までを一歩一歩学習する。

北里大 鶴田陽和著
すべての医療系学生・研究者に贈る
独習統計学応用編24講
―分割表・回帰分析・ロジスティック回帰―
12217-6　C3041　　　　　A5判 248頁 本体3500円

好評の「独習」テキスト待望の続編。統計学基礎，分割表，回帰分析，ロジスティック回帰の四部構成。前著同様とくに初学者がつまづきやすい点を明解に解説する。豊富な事例と演習問題，計算機の実行で理解を深める。再入門にも好適。

前神奈川工大 石川俊次・前東海大 本間康彦・ 東海大病院 藤井穂波 編著 **スタンダード人間栄養学 臨床栄養学** 61060-4 C3077　B5判 200頁 本体3300円	イラストを用い臨床栄養学の要点を解説した教科書。〔内容〕臨床栄養の概念／栄養アセスメント／栄養ケアの計画と実施／食事療法，栄養補給法／栄養教育／モニタリング，再評価／薬と栄養／疾患・病態別栄養ケア・マネジメント
女子栄養大 五明紀春・前女子栄養大 渡邊早苗・ 関東学院大 山田哲雄・龍谷大 宮崎由子 編 **スタンダード人間栄養学 基礎栄養学**（第2版） 61061-1 C3077　B5判 144頁 本体2600円	イラストを多用しわかりやすく解説した教科書。〔内容〕栄養の概念／食物の摂取／身体と栄養／エネルギー代謝／栄養素の代謝と役割（たんぱく質，炭水化物，脂質，ビタミン，ミネラル，水・電解質）／栄養素の発見と推進／他
女子栄養大 五明紀春・前女子栄養大 渡邊早苗・ 関東学院大 山田哲雄・相模女子大 吉野陽子 編 **スタンダード人間栄養学 応用栄養学**（第2版） 61062-8 C3077　B5判 168頁 本体2700円	イラストを多用しわかりやすく解説した教科書。〔内容〕栄養必要量（食事摂取基準）／成長・発達と加齢（老化）／栄養管理プロセス／ライフステージ別栄養管理／栄養管理と諸領域（運動・スポーツ，ストレス，生体リズム，環境）／他
名学大 和泉秀彦・愛知淑徳大 三宅義明・ 岐阜女大 舘 和彦 編著 栄養科学ファウンデーションシリーズ5 **食 品 学**（第2版） 61657-6 C3377　B5判 184頁 本体2700円	食品学の要点を簡潔に押さえた「教えやすい」教科書。〔内容〕人間と食品／食品成分表と食品の分類／食品の主成分／食品の分類／食品の物性（コロイド，レオロジー，テクスチャー）／食品の表示と規格基準／加工・保蔵と食品成分の変化
前滋賀県大 田中敬子・武庫川女子大 前田佳予子 編著 テキスト食物と栄養科学シリーズ8 **栄 養 教 育 論**（第2版） 61660-6 C3377　B5判 184頁 本体2700円	管理栄養士国家試験ガイドラインに対応した栄養教育論の教科書。〔内容〕栄養教育の概念／栄養教育のための理論的基礎／栄養教育マネジメント／ライフステージ・ライフスタイル別栄養教育の展開／栄養教育の国際的動向／他
前滋賀県大 田中敬子・前武庫川女大 爲房恭子 編著 テキスト食物と栄養科学シリーズ7 **応 用 栄 養 学**（第2版） 61649-1 C3377　B5判 200頁 本体2800円	〔内容〕栄養ケア・マネジメント／食事摂取基準の基礎的理解／成長，発達，加齢／妊娠期，授乳期／新生児期，乳児期／成長期（乳児期，学童期，思春期）／成人期，更年期／高齢期／運動・スポーツと栄養／環境と栄養／他
前相模女大 梶本雅俊・東農大 川野 因・ 相模女大 石原淳子 編著 **コンパクト 公衆栄養学**（第3版） 61059-8 C3077　B5判 160頁 本体2600円	家政栄養系学生・管理栄養士国家試験受験者を対象に，平易かつ簡潔に解説した教科書。国試出題基準に準拠。〔内容〕公衆栄養の概念／健康・栄養問題の現状と課題／栄養政策／栄養疫学／公衆栄養マネジメント／公衆栄養プログラムの展開
仁愛大 鈴木和春・前東京都市大 重田公子・ 前東京都市大 近藤雅雄 編著 **コンパクト 応用栄養学**（第2版） 61058-1 C3077　B5判 176頁 本体2800円	管理栄養士国試ガイドラインに準拠し平易に解説。〔内容〕栄養ケア・マネジメント／食事摂取基準の基礎的理解／成長・発達・加齢／妊娠期・授乳期／新生児期・乳児期／成長期／成人期／高齢期／運動・スポーツと栄養／環境と栄養
前鈴峯女短大 青木 正・会津短大 齋藤文也 編著 **コンパクト 食 品 学** ―総論・各論― 61057-4 C3077　B5判 244頁 本体3600円	管理栄養士国試ガイドラインおよび食品標準成分表の内容に準拠。食品学の総論と各論の重点をこれ一冊で解説。〔内容〕人間と食品／食品の分類／食品の成分／食品の物性／食品の官能検査／食品の機能性／食品材料と特性／食品表示基準／他
相模女大 長浜幸子・前大妻女大 中西靖子・ 前東京都市大 近藤雅雄 編 **コンパクト 臨 床 栄 養 学** 61056-7 C3077　B5判 228頁 本体3200円	臨床栄養学の要点を解説。管理栄養士国試ガイドライン準拠。〔内容〕臨床栄養の概念／栄養アセスメント／栄養ケアの計画と実施／食事療法，栄養補給法／栄養教育／モニタリング，再評価／薬と栄養／疾患・病態別栄養ケアマネジメント
国際医療福祉大 北島政樹 総編集 **保健医療福祉のための 臨 床 推 論** ―チーム医療・チームケアのための実学― 33505-7 C3047　B5判 240頁 本体3200円	保健医療福祉に携わる17の専門職に各々必要な臨床推論の考え方を学ぶとともに他職種の思考過程も理解，よりよいチーム医療・チームケアの実践を目指す教科書。〔内容〕一般情報とその見方／医学情報とその見方／臨床推論の実践／事例検討
東京福祉大 澤口彰子他著 **人体のしくみとはたらき** 33008-3 C3047　B5判 164頁 本体2500円	福祉・介護系学生のための解剖生理テキスト。わかりやすい図に基づく丁寧な解説で，人体の機能を理解する。〔内容〕人体の機能／骨格系／筋系／消化器系／呼吸器系／生殖器系／内分泌系／神経系／小児のからだ／生体の恒常性／他

乳房文化研究会・前立教大 北山晴一・ 東京医歯大 山口久美子・京都府立医大 田代眞一編 **乳 房 の 科 学** ―女性のからだとこころの問題に向きあう― 10279-6 C3040　　　　A5判 196頁 本体2400円	ちぶさ，にゅうぼう，ちち，おっぱい等，様々な呼び名のある乳房。その仕組みから発育，思春期の悩み，乳がんと再建，整形，母乳栄養や授乳，言葉の成り立ちまで。思春期の子を持つ親から妊婦，産科婦人科，保健担当者必読の書。
秋山一男・大田　健・近藤直実編 メディカルスタッフから教職員まで **アレルギーのはなし** ―予防・治療・自己管理― 30114-4 C3047　　　　A5判 168頁 本体2800円	患者からの質問・相談に日常的に対応する看護師・薬剤師，自治体相談窓口担当者，教職員や栄養士などに向けてアレルギー疾患を解説。〔内容〕アレルギーの仕組みと免疫／患者の訴えと診断方法／自己管理と病診連携／小児疾患と成人疾患
法政大 島野智之・北海道教育大 髙久　元編 **ダ ニ の は な し** ―人間との関わり― 64043-4 C3077　　　　A5判 192頁 本体3000円	人間生活の周辺に常にいるにもかかわらず，多くの人が正しい知識を持たないままに暮らしているダニ。本書はダニにかかわる多方面の専門家が，正しい情報や知識をわかりやすく，かつある程度網羅的に解説したダニの入門書である。
カビ相談センター監修　カビ相談センター 髙鳥浩介・大阪府公衆衛生研 久米田裕子編 **カ ビ の は な し** ―ミクロな隣人のサイエンス― 64042-7 C3077　　　　A5判 164頁 本体2800円	生活環境(衣食住)におけるカビの環境被害・健康被害等について，正確な知識を得られるよう平易に解説した，第一人者による初のカビの専門書。〔内容〕食・住・衣のカビ／被害(もの・環境・健康への害)／防ぐ／有用なカビ／共生／コラム
千葉大 宮崎良文編 **自 然 セ ラ ピ ー の 科 学** ―予防医学的効果の検証と解明― 64044-1 C3077　　　　A5判 232頁 本体4000円	民間療法的な色彩の濃かった自然セラピーに実際にどのような生理的効果があるかを科学的に検証し，「データに基づいた自然利用」を推進する解説書。〔目次〕自然セラピーの概念と目的／ストレス状態測定法／個人差と生体調整効果／他
前筑波大 勝田　茂・筑波大 征矢英昭編 **運 動 生 理 学 20 講**（第3版） 69046-0 C3075　　　　B5判 200頁 本体3200円	新しい知見を入れ第2版を全面改訂。〔内容〕骨格筋の構造と機能／神経筋による運動の調節／筋収縮時のエネルギー代謝／運動時のホルモン分泌／筋の肥大と萎縮／運動と呼吸・心循環／運動と認知機能／運動とサクセスフルエージング／他
前筑波大 勝田　茂監訳　前東大 石川　旦訳 **身 体 活 動・体 力 と 健 康** ―活動的生活スタイルの推進― 69045-3 C3075　　　　B5判 292頁 本体6500円	運動不足は心身の機能を低下させ，身体に様々な問題を発生しやすくするが，適度な運動は疾病を防ぎ，心身を良好な状態にする効果がある。本書は健康維持に対する運動の効果について，健康科学，生理学，予防医学などの視点から解説した。
日本女大 髙櫻綾子・日本女大 請川滋大編著 子どもの育ちを支える **発達心理学** 60021-6 C3077　　　　A5判 176頁 本体2500円	保育・福祉・教育系資格取得のために必要な発達心理学の基礎知識をコンパクトにまとめたテキスト。〔内容〕発達心理学とは／発達研究・理論／人間関係／言語／学習・記憶／思考・知能／自己形成／発達援助／障碍／臨床／子育て支援／他
杉崎紀子著　神﨑　史絵 **か ら だ の し く み** ―ナースの視点― 33009-0 C3047　　　　A5判 184頁 本体2200円	看護師を目指して学ぶ人のために，苦手とされやすい解剖生理，生化学を基本に身体のしくみとその変化について，わかりやすく解説。各テーマは，二色刷のイラストとともに見開き2ページでまとめて理解しやすい構成とした。電子版あり
広修大 今田純雄・立命館大 和田有史編 食と味嗅覚の人間科学 **食 行 動 の 科 学** ―「食べる」を読みとく― 10667-1 C3340　　　　A5判 244頁 本体4200円	「人はなぜ食べるか」を根底のテーマとし，食行動科学の基礎から生涯発達，予防医学や消費者行動予測等の応用までを取り上げる〔内容〕食と知覚／社会的認知／高齢者の食／欲求と食行動／生物性と文化性／官能評価／栄養教育／ビッグデータ
バイオメカニズム学会編 **手 の 百 科 事 典** 10267-3 C3540　　　　B5判 608頁 本体18000円	人間の動きや機能の中で最も複雑である「手」を対象として，構造編，機能編，動物編，人工の手編，生活編に分け，関連する項目を読み切り形式で網羅的に解説した。工学，医学，福祉，看護，スポーツなど，バイオメカニズム関連の専門家だけでなく，さまざまな分野の研究者，企業，技術者の方々が「手」について調べることができる内容となっている。さらに，解剖や骨格も含め「手の動きと機能」について横断的に理解でき，高度な知識も効果的に得られるよう構成されている。

上記価格（税別）は 2020 年 8 月現在